Sara Mason

Essência Pura
Cosmética Natural
A Revolução no Cuidado Pessoal

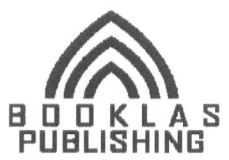

Título Original: Essência Pura
Copyright © 2025, publicado por Luiz Antonio dos Santos ME.

Este livro é uma obra de não-ficção que explora práticas e conceitos no campo da cosmética natural e cuidados pessoais. Através de uma abordagem holística, o autor oferece insights sobre saúde, bem-estar e sustentabilidade.

1ª Edição
Equipe de Produção
Autor: Sara Mason
Editor: Luiz Santos
Capa: Studios Booklas/ Edmislson Pessoa
Diagramação: Ana Monteiro
Tradução: Pedro Almeida

Publicação e Identificação
Essência Pura
Booklas, 2025
Categorias: Cosmética Natural / Sustentabilidade / Autocuidado
DDC: 646.72 – Cuidados pessoais e cosméticos
CDU: 613.49 – Higiene pessoal e cuidados com o corpo

Todos os direitos reservados a: Luiz Antonio dos Santos ME / Booklas

Nenhuma parte deste livro pode ser reproduzida, armazenada num sistema de recuperação ou transmitida por qualquer meio — eletrônico, mecânico, fotocópia, gravação ou outro — sem a autorização prévia e expressa do detentor dos direitos de autor.

Sumário

Indice Sistemático 5
Prólogo 9
Capítulo 1 Beleza Holística 11
Capítulo 2 Ingredientes Naturais 18
Capítulo 3 Preparo e Conservação 25
Capítulo 4 Pele: Tipos e Necessidades 31
Capítulo 5 Cabelos: Tipos e Cuidados 37
Capítulo 6 Teste de Sensibilidade 44
Capítulo 7 Limpeza Facial Natural 50
Capítulo 8 Esfoliação Facial 56
Capítulo 9 Hidratação Facial 62
Capítulo 10 Máscaras Faciais Naturais 68
Capítulo 11 Tônico Facial Natural 74
Capítulo 12 Olheiras e Bolsas 81
Capítulo 13 Acne Naturalmente 88
Capítulo 14 Manchas na Pele 95
Capítulo 15 Rejuvenescimento Facial 102
Capítulo 16 Proteção Solar Natural 109
Capítulo 17 Esfoliação Corporal 116
Capítulo 18 Hidratação Corporal 123
Capítulo 19 Celulite: Tratamento Natural 129
Capítulo 20 Estrias: Prevenção e Tratamento 135
Capítulo 21 Banhos Terapêuticos 142
Capítulo 22 Desintoxicação Corporal 149
Capítulo 23 Lavagem Natural dos Cabelos 156

Capítulo 24 Condicionador Natural 162
Capítulo 25 Máscaras Capilares Naturais 168
Capítulo 26 Finalização Natural 174
Capítulo 27 Queda de Cabelo 180
Capítulo 28 Caspa e Couro Cabeludo 186
Capítulo 29 Cabelos Brancos 193
Epílogo 199

Indice Sistemático

Capítulo 1: Beleza Holística: Explora o conceito de beleza como um reflexo do bem-estar integral, que integra corpo, mente e espírito.

Capítulo 2: Ingredientes Naturais: Apresenta a riqueza e os benefícios de se utilizar ingredientes naturais na cosmética, como óleos vegetais, manteigas, argilas e extratos.

Capítulo 3: Preparo e Conservação: Guia prático para o preparo e a conservação de cosméticos naturais, com dicas sobre utensílios, higiene e armazenamento.

Capítulo 4: Pele: Tipos e Necessidades: Aborda os diferentes tipos de pele e suas necessidades específicas, com foco em cuidados naturais e personalizados.

Capítulo 5: Cabelos: Tipos e Cuidados: Explora os tipos de cabelo e os cuidados adequados para cada um, com ênfase em ingredientes naturais e práticas sustentáveis.

Capítulo 6: Teste de Sensibilidade: Destaca a importância do teste de sensibilidade para evitar reações alérgicas e garantir o uso seguro de cosméticos naturais.

Capítulo 7: Limpeza Facial Natural: Detalha métodos e receitas para uma limpeza facial eficaz e suave com ingredientes naturais.

Capítulo 8: Esfoliação Facial: Explica os benefícios da esfoliação facial e como realizá-la com segurança e eficácia, utilizando métodos naturais.

Capítulo 9: Hidratação Facial: Aborda a importância da hidratação facial para uma pele saudável e bonita, com receitas de hidratantes naturais para cada tipo de pele.

Capítulo 10: Máscaras Faciais Naturais: Apresenta as máscaras faciais naturais como um tratamento intensivo para a pele, com receitas e dicas de aplicação.

Capítulo 11: Tônico Facial Natural: Descreve os benefícios do tônico facial natural para equilibrar, revitalizar e preparar a pele.

Capítulo 12: Olheiras e Bolsas: Oferece soluções naturais para reduzir olheiras e bolsas, com foco em cuidados e hábitos preventivos.

Capítulo 13: Acne Naturalmente: Explora o tratamento natural da acne, com foco em cuidados com a pele e receitas caseiras para reduzir lesões e inflamações.

Capítulo 14: Manchas na Pele: Guia prático para clarear e uniformizar o tom da pele com métodos naturais, incluindo receitas e dicas de prevenção.

Capítulo 15: Rejuvenescimento Facial: Detalha estratégias naturais para rejuvenescer a pele, prevenindo e tratando rugas, linhas de expressão e flacidez.

Capítulo 16: Proteção Solar Natural: Apresenta alternativas naturais para proteger a pele do sol, com receitas de protetores solares caseiros e dicas de segurança.

Capítulo 17: Esfoliação Corporal: Explica os benefícios da esfoliação corporal e como realizá-la com métodos naturais para uma pele renovada e saudável.

Capítulo 18: Hidratação Corporal: Aborda a importância da hidratação corporal e como nutrir a pele com óleos, manteigas e receitas naturais.

Capítulo 19: Celulite: Tratamento Natural: Oferece soluções naturais para combater a celulite, com foco em ingredientes e práticas que melhoram a aparência da pele.

Capítulo 20: Estrias: Prevenção e Tratamento: Detalha métodos de prevenção e tratamento natural para estrias, com foco em hidratação, nutrição e regeneração da pele.

Capítulo 21: Banhos Terapêuticos: Explora os banhos terapêuticos como um ritual de relaxamento e autocuidado, com receitas e dicas para diferentes necessidades.

Capítulo 22: Desintoxicação Corporal: Guia para a desintoxicação corporal com métodos naturais, incluindo dicas de alimentação, hidratação e práticas complementares.

Capítulo 23: Lavagem Natural dos Cabelos: Detalha métodos para lavar os cabelos com ingredientes naturais, como shampoos sólidos, No Poo e Co-Wash.

Capítulo 24: Condicionador Natural: Apresenta alternativas naturais para hidratar e nutrir os cabelos, com receitas e dicas de aplicação.

Capítulo 25: Máscaras Capilares Naturais: Oferece um guia completo sobre máscaras capilares naturais, com receitas e dicas para diferentes tipos de cabelo.

Capítulo 26: Finalização Natural: Ensina como finalizar os cabelos com produtos naturais, protegendo, hidratando e modelando os fios.

Capítulo 27: Queda de Cabelo: Aborda as causas da queda de cabelo e como tratá-la com métodos naturais, fortalecendo os fios e o couro cabeludo.

Capítulo 28: Caspa e Couro Cabeludo: Detalha como cuidar do couro cabeludo e combater a caspa com soluções naturais.

Capítulo 29: Cabelos Brancos: Apresenta cuidados específicos para cabelos brancos, com foco em hidratação, nutrição e opções de coloração natural.

Prólogo

Imagine um universo onde cada toque em sua pele, cada aroma que você inala e cada escolha que faz ao cuidar de si mesmo não apenas transforma sua aparência, mas também conecta você a algo maior: a essência de uma vida plena, equilibrada e em harmonia com o mundo ao seu redor. Este livro é mais do que uma leitura; é um portal para esse universo.

Aqui, os segredos ancestrais e a ciência moderna se unem para revelar um conhecimento transformador, que vai muito além do que é visível no espelho. Prepare-se para mergulhar em uma abordagem holística que transcende o mero cuidado estético. Você será convidado a explorar a beleza como expressão de bem-estar integral, alinhando corpo, mente e espírito em um fluxo natural e harmonioso.

Cada página traz não apenas informações, mas revelações. Você descobrirá como ingredientes simples e naturais, há muito esquecidos em um mundo dominado pela artificialidade, possuem o poder de revitalizar e renovar não apenas a pele, mas também a conexão com sua própria essência. A cosmética natural aqui apresentada não é uma moda passageira; é um retorno à sabedoria, um resgate do respeito pela natureza e pelo corpo como um templo sagrado.

Ao abrir este livro, você se permitirá ir além das barreiras impostas por padrões rígidos e inalcançáveis. Será conduzido por um caminho de descobertas práticas e reflexões profundas, que vão desde a escolha consciente de alimentos que nutrem a pele por dentro até rituais de autocuidado que promovem paz interior. É mais do que um manual de beleza: é um convite para repensar seu estilo de vida, suas prioridades e a forma como se relaciona consigo mesmo e com o planeta.

As palavras aqui presentes não foram escritas apenas para serem lidas, mas para serem vividas. Ao aplicar os princípios e técnicas compartilhados, você sentirá uma transformação genuína. Não apenas na suavidade de sua pele ou no brilho de seus cabelos, mas na maneira como você enxerga e aprecia o mundo ao seu redor.

Permita-se esta jornada. Deixe-se inspirar pela alquimia dos ingredientes naturais e pelo poder de escolhas conscientes. Aceite este livro como um guia que não apenas ilumina o caminho para uma beleza autêntica, mas também desperta um profundo senso de respeito e admiração pela maravilha que é o corpo humano e sua conexão intrínseca com a natureza.

Abra este livro com o coração e a mente abertos, e prepare-se para uma experiência que irá muito além do que você imaginou.

Com profunda admiração pela sua busca,
Luiz Santos

Capítulo 1
Beleza Holística

A beleza representa uma expressão profunda e multidimensional que reflete não apenas a aparência, mas também o equilíbrio e a vitalidade interior. Longe de ser um conceito restrito ou superficial, ela é uma manifestação de harmonia entre corpo, mente e espírito, uma integração que transcende os padrões impostos pela sociedade e abraça a singularidade de cada indivíduo. Em vez de seguir modelos estereotipados, a verdadeira beleza encontra suas raízes na saúde integral, na conexão com a natureza e na autenticidade de viver plenamente. É um reflexo do bem-estar que irradia de dentro para fora, construído por escolhas conscientes e hábitos que nutrem todas as dimensões do ser.

Esse entendimento mais abrangente da beleza não apenas desafia paradigmas antigos, mas também convida a uma transformação profunda na maneira como cuidamos de nós mesmos. Alimentar o corpo com nutrição adequada, cultivar pensamentos positivos e praticar o autocuidado são práticas que formam a base de uma vida equilibrada e gratificante. A beleza, nesse contexto, deixa de ser apenas uma busca externa e se torna um reflexo natural de um interior em paz e alinhado. O brilho da pele, a força dos cabelos e a energia do corpo passam a ser sinais dessa harmonia, e não objetivos isolados.

A cosmética natural emerge como uma aliada valiosa nesse caminho, oferecendo um elo entre o ser humano e os recursos da natureza. Utilizando ingredientes que respeitam o meio ambiente e as necessidades do corpo, ela promove um cuidado que vai além do estético e se estende ao bem-estar global. Essa abordagem não apenas resgata tradições antigas, mas também estimula a consciência ecológica e a valorização de processos sustentáveis. Ao escolher cosméticos naturais, o indivíduo reforça um compromisso com a saúde própria e do planeta, criando um ciclo virtuoso de cuidado, respeito e beleza verdadeira.

A beleza holística se apresenta como uma expressão profunda que ultrapassa os limites da aparência física, enraizando-se na conexão essencial entre corpo, mente e espírito. Essa visão integrativa entende a verdadeira beleza como resultado de um estado de harmonia interior, onde o equilíbrio emocional, físico e energético se alinha. É uma beleza que não apenas se reflete na saúde da pele, no brilho dos cabelos ou na vitalidade do corpo, mas também na serenidade de um olhar, na leveza dos movimentos e na alegria genuína de viver. Esse conceito transcende as demandas externas, permitindo que a beleza se manifeste como um reflexo da paz e do alinhamento interno.

Dentro dessa abordagem, a cosmética natural se destaca como uma aliada poderosa na busca por essa harmonia. Mais do que apenas produtos e técnicas para o cuidado externo, ela oferece um caminho para o autoconhecimento e para a conexão com a natureza e consigo mesmo. Com base em ingredientes naturais, ela respeita o corpo, valoriza o ambiente e transforma o ato de se cuidar em um ritual significativo. Esse cuidado nos convida a ver nosso corpo como um templo sagrado que merece ser nutrido com amor e respeito, promovendo um ciclo contínuo de bem-estar e beleza.

A beleza holística se sustenta em pilares fundamentais que orientam tanto o cuidado diário quanto as escolhas pessoais. A nutrição consciente é um dos principais alicerces, sendo a base para a saúde e a aparência equilibrada. Uma dieta rica em frutas, legumes, verduras, grãos integrais e proteínas de qualidade oferece ao organismo os nutrientes necessários para funcionar plenamente. Esse cuidado com a alimentação reflete-se em uma pele luminosa, cabelos fortes e unhas saudáveis. Optar por alimentos orgânicos e de produção local não apenas reforça a saúde, mas também promove um relacionamento sustentável com o meio ambiente, mostrando que as escolhas alimentares impactam tanto o indivíduo quanto o planeta.

Outro pilar essencial é o equilíbrio emocional. Emoções negativas como estresse, ansiedade e raiva podem impactar profundamente o corpo, manifestando-se por meio de rugas, acne, queda de cabelo e outros desequilíbrios. Por outro lado, cultivar sentimentos positivos como alegria, gratidão e amor é uma prática que harmoniza o interior e reflete-se em uma aparência mais vibrante e saudável. Práticas como meditação, yoga, momentos ao ar livre e atividades prazerosas são caminhos eficazes para alcançar essa harmonia emocional e, consequentemente, a beleza interior.

O movimento consciente também desempenha um papel indispensável nesse contexto. O corpo humano foi projetado para se movimentar, e a prática regular de atividades físicas não apenas fortalece os músculos e melhora a circulação, mas também promove a liberação de endorfinas, que geram uma sensação de bem-estar. Seja por meio de dança, caminhada, natação ou yoga, encontrar uma atividade prazerosa é essencial para manter o corpo ativo e a mente em equilíbrio.

O sono reparador é mais um pilar fundamental. Durante as horas de descanso, o corpo realiza processos de regeneração celular e liberação de hormônios vitais para a saúde e a aparência. Um sono de qualidade contribui para uma aparência rejuvenescida e revitalizada, reforçando a importância de criar um ambiente tranquilo e escuro que favoreça o descanso profundo. Esse cuidado se traduz em benefícios para a pele, para a saúde geral e para o estado emocional.

A conexão com a natureza emerge como um componente crucial para o bem-estar integral. Estar ao ar livre, respirar ar puro, sentir o sol na pele e observar a beleza do mundo natural proporciona uma sensação de equilíbrio e tranquilidade. Essa relação com a natureza também é fortalecida pela cosmética natural, que utiliza ingredientes provenientes de fontes sustentáveis para cuidar da pele e dos cabelos, promovendo uma ligação com o ambiente e com nossa própria essência.

Por fim, o autocuidado consciente representa um ato de amor próprio que vai além do simples cuidado com a aparência. Ele se manifesta em pequenos momentos diários que nutrem a alma e promovem bem-estar. Seja um banho relaxante, uma leitura agradável ou um ritual de skincare com cosméticos naturais, essas práticas nos conectam com nossa própria beleza única. Ao transformar o autocuidado em uma prioridade, celebramos a vida e reforçamos nossa capacidade de irradiar beleza e confiança.

A cosmética natural, em particular, oferece um retorno às origens, resgatando a sabedoria ancestral e a riqueza dos ingredientes naturais. Óleos vegetais, manteigas, argilas, extratos de plantas e óleos essenciais são utilizados para nutrir, proteger e embelezar de maneira sustentável. Escolher produtos livres de químicos agressivos não só promove a saúde, mas também contribui para um impacto positivo no meio ambiente, valorizando práticas de consumo consciente e produção artesanal.

A jornada pela beleza holística é única e pessoal, um processo de descoberta que não segue padrões fixos, mas que se ajusta às necessidades e desejos de cada indivíduo. Ao nutrir o corpo, acalmar a mente e alinhar o espírito, cada pessoa encontra sua própria expressão de beleza, que irradia autenticidade e bem-estar. A cosmética natural é uma ferramenta nessa trajetória, permitindo que o cuidado consigo mesmo seja também um momento de celebração e conexão com a própria essência.

Essa busca transcende o físico, expressando-se em gestos, sorrisos e olhares que iluminam não apenas quem a vivencia, mas também todos ao redor. A beleza holística, em sua plenitude, é um convite para abraçar a singularidade e para cultivar um estado de equilíbrio e paz que transforma não apenas a aparência, mas também a qualidade de vida e as relações com o mundo.

A beleza holística também nos convida a olhar para além de nós mesmos, compreendendo que nosso estado interior influencia diretamente o ambiente e as pessoas ao nosso redor. Quando cuidamos de nossa saúde emocional, física e espiritual, irradiamos uma energia que inspira e eleva quem está próximo. Esse efeito de transbordamento demonstra que o autocuidado não é um ato egoísta, mas uma prática que, ao fortalecer o indivíduo, cria conexões mais significativas e harmoniosas com o coletivo e com a natureza.

Esse caminho, embora repleto de desafios, é profundamente recompensador. Cada escolha consciente, desde o alimento que consumimos até os produtos que aplicamos em nossa pele, reflete um compromisso com uma vida mais plena e equilibrada. São esses pequenos gestos, muitas vezes cotidianos, que constroem uma base sólida para uma beleza que não se limita ao espelho, mas que ressoa como uma força transformadora em todas as áreas da vida. A cada passo, a jornada pela beleza holística se torna um testemunho de autenticidade, resiliência e amor próprio.

Ao integrar corpo, mente e espírito, descobrimos que a verdadeira beleza é atemporal e ilimitada. Ela reside na singularidade de cada ser, na aceitação das imperfeições e na valorização do que é essencial. Esse equilíbrio, que brota de dentro e se manifesta em cada ação, é a prova de que a beleza holística não é apenas um ideal a ser alcançado, mas uma forma de viver que nos permite florescer em nossa totalidade.

Capítulo 2
Ingredientes Naturais

Os ingredientes naturais utilizados na cosmética representam uma verdadeira riqueza de benefícios, sendo elementos versáteis e adaptáveis que atendem às mais diversas necessidades de cuidado pessoal. Provenientes de fontes sustentáveis e ricas em nutrientes, eles são capazes de nutrir, regenerar e proteger a pele e os cabelos, promovendo não apenas beleza, mas também saúde integral. Essa abordagem baseada na simplicidade e eficácia da natureza não apenas substitui os produtos químicos sintéticos frequentemente encontrados em cosméticos convencionais, mas também oferece uma experiência de cuidado que respeita o equilíbrio natural do corpo e do meio ambiente. Ao optar por esses ingredientes, há uma valorização dos processos orgânicos e das propriedades inatas que cada planta ou mineral possui, transformando o cuidado diário em um ritual de conexão com a essência da terra.

Entre as opções mais valiosas da cosmética natural estão os óleos vegetais, as manteigas vegetais, as argilas e os hidrolatos. Cada categoria apresenta um conjunto único de propriedades terapêuticas, que vão desde a hidratação profunda até a regeneração celular e o controle de condições específicas, como acne ou ressecamento extremo. Os óleos vegetais, por exemplo, destacam-se por sua composição rica em ácidos graxos essenciais e antioxidantes, oferecendo uma hidratação eficaz sem obstruir os poros. Já as manteigas vegetais, com sua textura densa e cremosa, são ideais para tratamentos intensivos, enquanto as argilas, com suas propriedades remineralizantes, proporcionam limpeza profunda e renovação. Os hidrolatos, por sua vez, oferecem suavidade e frescor, funcionando como tônicos naturais para equilibrar o pH da pele.

A escolha por ingredientes naturais também reflete um compromisso com o bem-estar a longo prazo e a sustentabilidade. Cada óleo, manteiga ou extrato carrega consigo uma história de cuidado tradicional e aproveitamento responsável dos recursos da natureza, promovendo um ciclo virtuoso de consumo consciente. Ao incorporar essas substâncias ao cotidiano, é possível observar resultados que vão além da aparência, alcançando um estado de equilíbrio interno e externo. Além disso, esses ingredientes não apenas cuidam do corpo, mas também promovem um impacto positivo no meio ambiente, sendo biodegradáveis e provenientes de práticas agrícolas que respeitam o ecossistema. Essa união entre funcionalidade, respeito à natureza e bem-estar é o que torna a cosmética natural uma escolha tão poderosa e transformadora.

Os ingredientes naturais são verdadeiras joias da cosmética, oferecendo uma ampla gama de benefícios para o cuidado com a pele e os cabelos, sempre respeitando o equilíbrio do corpo e do meio ambiente.

Cada elemento, extraído da natureza, carrega em si um conjunto único de propriedades terapêuticas que vão desde a hidratação profunda até o tratamento de condições específicas, como acne, ressecamento e sensibilidade. A escolha por esses ingredientes é mais do que uma decisão estética; é um compromisso com a saúde integral e a sustentabilidade.

Os óleos vegetais, por exemplo, destacam-se por sua versatilidade e eficácia. Extraídos de plantas, sementes e frutos, eles são ricos em ácidos graxos, vitaminas e antioxidantes, tornando-se aliados indispensáveis para nutrir e proteger a pele e os cabelos. O óleo de coco, com sua composição rica em ácido láurico, oferece propriedades antibacterianas e antifúngicas, sendo ideal para hidratar e suavizar peles secas e sensíveis. Seu uso vai além da pele, funcionando como óleo de massagem, demaquilante e hidratante capilar. O óleo de argan, por sua vez, é um tesouro originário do Marrocos, conhecido por suas propriedades regeneradoras e anti-idade, sendo indicado para peles maduras e cabelos enfraquecidos, aos quais confere brilho e força.

Já o óleo de rosa mosqueta é amplamente utilizado para tratar cicatrizes, manchas e estrias, graças à sua concentração de vitamina C e ácidos graxos essenciais. Ele não só regenera a pele, mas também previne o envelhecimento precoce. O óleo de jojoba, com sua textura leve e composição semelhante ao sebo humano, é perfeito para todos os tipos de pele, especialmente as oleosas e acneicas, proporcionando hidratação sem obstruir os poros. Por fim, o óleo de amêndoas doces, rico em vitamina E, oferece propriedades emolientes e calmantes, sendo indicado para peles sensíveis e delicadas, além de ser um excelente óleo para massagens.

As manteigas vegetais, com sua textura densa e propriedades nutritivas, oferecem cuidados intensivos para peles ressecadas e cabelos danificados. A manteiga de karité, rica em vitaminas A, E e F, hidrata profundamente, regenera e cicatriza, sendo especialmente eficaz para tratar rachaduras e asperezas. Já a manteiga de cacau, com suas propriedades antioxidantes, previne o ressecamento da pele, melhora a elasticidade e protege contra os danos dos radicais livres. A manteiga de manga, por sua vez, combina hidratação e ação antioxidante, sendo ideal para prevenir o envelhecimento precoce e promover a elasticidade da pele.

Outro grupo de ingredientes valiosos são as argilas, minerais naturais que limpam, purificam e remineralizam a pele. A argila verde, rica em silício, alumínio e magnésio, é a escolha ideal para peles oleosas e acneicas, ajudando a controlar a oleosidade e tratar a acne. A argila branca, com suas propriedades clareadoras e suavizantes, é perfeita para peles sensíveis e manchadas, promovendo uma aparência uniforme e hidratada. A argila rosa, uma mistura das argilas branca e vermelha, combina suavidade e ação cicatrizante, sendo indicada para peles delicadas e com rosácea, pois acalma e revitaliza.

Os hidrolatos, também conhecidos como águas florais, são uma forma suave e aromática de beneficiar a pele. Obtidos durante a destilação de plantas aromáticas, eles possuem propriedades terapêuticas específicas. O hidrolato de lavanda, com sua ação calmante e cicatrizante, é ideal para peles sensíveis e acneicas, reduzindo irritações e auxiliando na regeneração da pele. O hidrolato de rosa, rico em propriedades hidratantes e regeneradoras, é um tônico natural para peles secas e maduras, promovendo luminosidade e revitalização. Já o hidrolato de camomila é um aliado para peles irritadas e com alergias, acalmando, suavizando e promovendo a cicatrização.

Os extratos vegetais, concentrados em princípios ativos, oferecem soluções específicas para diferentes necessidades. O extrato de aloe vera hidrata profundamente, acalma irritações e auxilia na cicatrização, sendo ideal para peles sensíveis e acneicas. O extrato de calêndula é um poderoso cicatrizante e anti-inflamatório, indicado para peles com feridas, dermatites ou irritações. O extrato de camomila, com sua ação antialérgica e calmante, é perfeito para aliviar vermelhidão e coceiras, proporcionando conforto imediato.

Por fim, os óleos essenciais são os protagonistas da aromaterapia e da cosmética natural, oferecendo benefícios potentes em baixas concentrações. O óleo essencial de lavanda, com suas propriedades calmantes e relaxantes, é um dos mais versáteis, podendo ser usado para acalmar a pele, aliviar tensões e promover o bem-estar geral.

Esses ingredientes naturais, além de promoverem resultados visíveis na pele e nos cabelos, conectam o usuário à sabedoria ancestral da natureza e ao respeito pelo meio ambiente. Incorporá-los ao cotidiano é um convite para transformar o cuidado pessoal em um ritual de autocuidado consciente, onde funcionalidade, sustentabilidade e bem-estar se encontram.

Os ingredientes naturais, com sua rica diversidade, revelam-se aliados poderosos não apenas para o cuidado externo, mas também para a conexão com a essência e os ritmos naturais do corpo. Ao utilizá-los, adentramos um universo de possibilidades onde cada elemento carrega em si a sabedoria da terra, permitindo que o cuidado pessoal se transforme em um momento de introspecção e harmonia. Mais do que tratar a pele ou os cabelos, esses ingredientes nos convidam a adotar práticas conscientes que refletem uma reverência pela natureza e um compromisso com o equilíbrio entre o homem e o meio ambiente.

Esse cuidado vai além de resultados visíveis, incentivando uma relação mais profunda com o próprio corpo e com o planeta. Escolher ingredientes naturais é optar por um caminho que valoriza a sustentabilidade e a tradição, sem abrir mão da eficácia. Cada óleo, manteiga, argila ou extrato utilizado carrega uma história de uso ancestral que resiste ao tempo, trazendo benefícios comprovados e respeitando a singularidade de cada indivíduo. Assim, o ato de se cuidar se torna também uma celebração da herança natural e cultural que nos conecta ao passado e ao futuro.

Ao integrar ingredientes naturais na rotina, descobrimos que o autocuidado é mais do que um hábito — é um ritual que alimenta tanto a pele quanto a alma.

A transformação que esses elementos proporcionam transcende a aparência, promovendo uma sensação de bem-estar global. Nesse processo, somos lembrados de que a verdadeira beleza está enraizada em escolhas conscientes, no respeito pela natureza e na autenticidade de cada gesto, criando um ciclo de equilíbrio e plenitude.

Capítulo 3
Preparo e Conservação

Preparar cosméticos naturais é um ato que combina criatividade, conhecimento e autocuidado, proporcionando um nível de controle e personalização que dificilmente pode ser alcançado com produtos comerciais. Mais do que uma prática artesanal, essa experiência permite a conexão com os ingredientes puros da natureza e o desenvolvimento de fórmulas adaptadas às suas necessidades específicas. A escolha de cada elemento – seja um óleo vegetal rico em nutrientes, uma manteiga profundamente hidratante ou uma infusão de ervas com propriedades terapêuticas – reflete um compromisso com a saúde da pele e do corpo, além de um respeito pela sustentabilidade e simplicidade.

O processo de preparo exige não apenas atenção aos ingredientes, mas também cuidado com o espaço e os utensílios utilizados. Um ambiente limpo e organizado é essencial para evitar contaminações e garantir a qualidade do produto final. Além disso, a precisão é fundamental na cosmética natural. Cada medida exata contribui para o equilíbrio da formulação, enquanto o uso de utensílios adequados, como balanças de precisão, tigelas de vidro ou inox e frascos de armazenamento, assegura que o produto seja seguro e eficaz. Essa atenção aos detalhes transforma a prática em um ritual quase meditativo, que valoriza cada etapa do processo.

A conservação é outro ponto crucial para o sucesso da cosmética natural. Por serem isentos de conservantes sintéticos, os produtos caseiros têm uma validade mais curta, o que exige técnicas cuidadosas para prolongar sua durabilidade. O uso de embalagens de vidro escuro, o armazenamento em locais frescos e a adição de conservantes naturais, como vitamina E e extratos vegetais, são medidas que ajudam a preservar a qualidade dos cosméticos. Ao mesmo tempo, acompanhar o tempo de validade e observar alterações na aparência ou no aroma dos produtos são hábitos importantes para garantir sua segurança. Esses cuidados, além de prolongarem a vida útil das formulações, reforçam a ideia de que a cosmética natural não é apenas uma alternativa de beleza, mas também um caminho para práticas mais conscientes e alinhadas à natureza.

Preparar cosméticos naturais é uma experiência enriquecedora que une criatividade, cuidado e respeito pela natureza. Este processo não apenas possibilita a criação de produtos personalizados, mas também promove uma conexão única com os elementos puros da terra. No entanto, para alcançar resultados seguros e eficazes, é essencial dedicar atenção ao espaço de trabalho, aos utensílios utilizados, às técnicas de preparo e à conservação dos produtos, garantindo que cada etapa seja realizada com cuidado e precisão.

Antes de começar, organize o ambiente em que você irá trabalhar. Escolha um local limpo, iluminado e bem arejado, preferencialmente afastado de fontes de contaminação. Certifique-se de que todos os utensílios, ingredientes e embalagens estejam à disposição, minimizando interrupções durante o preparo. A limpeza do espaço e a organização dos materiais não são apenas detalhes; são passos fundamentais para a segurança e qualidade dos cosméticos produzidos.

Alguns utensílios são indispensáveis para a prática. Uma balança de precisão é essencial para medir ingredientes, especialmente os óleos essenciais, que exigem doses exatas. Copos medidores e colheres são úteis para medir líquidos e sólidos, enquanto espátulas e tigelas de vidro ou inox são ideais para misturar os componentes. Evite o uso de plásticos, pois podem reagir com ingredientes naturais. Para o aquecimento de ingredientes, como manteigas e ceras, prefira panelas esmaltadas ou de inox em banho-maria. As embalagens de vidro escuro, por sua vez, protegem os cosméticos da luz, preservando suas propriedades. Não se esqueça de etiquetar cada produto com o nome, data de fabricação e validade.

A higiene é um dos pilares na produção de cosméticos naturais. Lave as mãos com cuidado e desinfete os utensílios e superfícies com álcool 70%. Para eliminar micro-organismos, esterilize os itens que terão contato direto com os produtos finais. Isso pode ser feito fervendo os utensílios em água por 15 minutos ou utilizando um esterilizador de vapor. O uso de luvas descartáveis é recomendado, especialmente ao manipular óleos essenciais ou ingredientes que possam causar irritação. Máscaras também são úteis para evitar a inalação de partículas finas durante o preparo.

A precisão na medição dos ingredientes é crucial. Familiarize-se com as conversões mais comuns, como 1 colher de sopa (15 ml), 1 colher de chá (5 ml) e 1 gota de óleo essencial (aproximadamente 0,05 ml). Seguir as proporções indicadas nas receitas garante que o produto final seja equilibrado e seguro.

As técnicas de preparo variam conforme a formulação. Uma das mais comuns é a mistura simples, onde os ingredientes são combinados e homogeneizados. O aquecimento em banho-maria é usado para derreter manteigas e ceras, garantindo uma incorporação uniforme. A infusão e a maceração são métodos eficazes para extrair os princípios ativos das plantas, seja utilizando líquidos quentes ou frios. Esses processos requerem paciência e precisão, mas o resultado é um produto rico em propriedades terapêuticas.

A conservação dos cosméticos naturais é um desafio que exige atenção especial. Por serem livres de conservantes sintéticos, esses produtos têm uma validade menor. Utilize frascos de vidro escuro para protegê-los da luz e armazene-os em locais frescos e secos, longe da umidade do banheiro, que pode favorecer a proliferação de micro-organismos. Alguns cosméticos, como cremes e máscaras, podem ser mantidos na geladeira para prolongar sua durabilidade. A inclusão de conservantes naturais, como vitamina E, óleo essencial de melaleuca ou extrato de semente de grapefruit, também ajuda a estender a validade dos produtos.

É essencial acompanhar as datas de fabricação e validade de cada cosmético, anotando essas informações nas etiquetas. Observe os produtos regularmente e descarte aqueles que apresentem alterações de cor, odor ou textura, pois isso pode indicar deterioração.

Por fim, adotar boas práticas de fabricação eleva a qualidade e segurança do seu trabalho. Use ingredientes frescos e de qualidade, siga rigorosamente as medidas das receitas e mantenha a higiene do espaço e dos utensílios. Preparar cosméticos naturais é um processo de aprendizado contínuo, repleto de experimentação e descobertas.

Com essas orientações, você poderá criar cosméticos naturais que não apenas cuidam da sua pele e cabelos, mas também refletem seu compromisso com o bem-estar e a sustentabilidade. Transforme esse ato em um momento de autocuidado e celebração, explorando as infinitas possibilidades que os ingredientes da natureza têm a oferecer.

Preparar e conservar cosméticos naturais é, sobretudo, uma prática que exige paciência, dedicação e um olhar atento aos detalhes. Cada etapa do processo, desde a escolha dos ingredientes até o armazenamento final, carrega em si a oportunidade de criar produtos que vão além do funcional, transformando-se em verdadeiras extensões do cuidado pessoal e da conexão com a natureza. Com o tempo, o aprendizado se amplia, permitindo maior criatividade e refinamento nas formulações, sempre em harmonia com os princípios de sustentabilidade e respeito ao meio ambiente.

Além disso, essa prática incentiva um relacionamento mais íntimo com o próprio corpo e suas necessidades, já que cada receita pode ser ajustada para atender a especificidades individuais. A busca por ingredientes frescos e de qualidade não apenas assegura resultados eficazes, mas também reforça a importância de escolhas conscientes em um mundo onde o consumo sustentável se torna cada vez mais essencial. Esse comprometimento com a qualidade e o respeito ao planeta transforma o preparo dos cosméticos em um ritual significativo e profundamente satisfatório.

A beleza do preparo e da conservação de cosméticos naturais reside em sua simplicidade e no propósito maior que representa. Não se trata apenas de fabricar produtos para uso diário, mas de cultivar uma mentalidade de autocuidado que valoriza a natureza e seu impacto em nossas vidas. Cada criação é um reflexo dessa filosofia, uma celebração de equilíbrio, cuidado e criatividade que ressoa muito além dos resultados imediatos, contribuindo para um estilo de vida mais pleno e consciente.

Capítulo 4
Pele: Tipos e Necessidades

A pele é um reflexo visível do equilíbrio interno e um sistema vital de proteção e comunicação entre o corpo e o ambiente. Mais do que apenas uma barreira, ela desempenha papéis fundamentais que vão desde a termorregulação até a resposta imune, e sua saúde é um indicador direto do bem-estar geral. Compreender as nuances da pele, como suas camadas e tipos, é essencial para atender às suas demandas específicas e manter sua funcionalidade. Ao mesmo tempo, cuidar da pele envolve mais do que a simples aplicação de produtos; é um compromisso com práticas conscientes que valorizam a nutrição, a proteção e a regeneração, elementos que a cosmética natural pode oferecer com excelência.

Cada camada da pele desempenha uma função interligada e crucial. A epiderme protege o organismo contra agentes externos e minimiza a perda de água, enquanto a derme, rica em colágeno e elastina, fornece sustentação e elasticidade, tornando-a essencial na prevenção de sinais de envelhecimento. Por sua vez, a hipoderme funciona como uma reserva de energia e um isolante térmico. Entender como essas camadas interagem permite abordar as necessidades da pele de maneira holística, promovendo tanto a saúde quanto a beleza. Assim, o cuidado diário deve ser pensado para preservar essa estrutura complexa, priorizando o equilíbrio entre hidratação, nutrição e defesa contra agressões externas.

As particularidades de cada tipo de pele ressaltam a importância de uma abordagem personalizada, que reconheça as diferenças individuais e as integre a uma rotina eficaz. Uma pele seca, por exemplo, demanda hidratação profunda e reposição lipídica, enquanto a pele oleosa requer controle de sebo e purificação. Para peles mistas, o desafio é equilibrar zonas com necessidades distintas, ao passo que peles sensíveis necessitam de atenção redobrada e ingredientes calmantes. Nesse contexto, a cosmética natural se destaca ao oferecer ingredientes que trabalham em sinergia com a biologia da pele, como óleos vegetais, argilas e hidrolatos, que atendem a essas demandas de forma gentil e eficaz. Dessa maneira, o cuidado da pele se torna uma jornada de autoconhecimento e conexão com a natureza, refletindo saúde e vitalidade em cada detalhe.

A pele é um órgão complexo, cuja saúde reflete o equilíbrio geral do corpo. Mais do que uma barreira protetora, ela desempenha funções cruciais como regulação térmica, percepção sensorial e resposta imunológica. Entender sua estrutura e necessidades específicas é o primeiro passo para desenvolver cuidados que promovam não apenas beleza, mas também saúde integral. A cosmética natural, com sua abordagem holística, oferece soluções eficazes que trabalham em sinergia com a biologia da pele, respeitando seu equilíbrio e apoiando suas funções naturais.

A pele é composta por três camadas principais, cada uma com papéis interligados. A epiderme, camada mais externa, age como escudo contra agentes externos, minimizando a perda de água e protegendo contra danos ambientais. Sua estrutura inclui queratinócitos, que produzem queratina, e melanócitos, que geram melanina, conferindo cor e proteção contra raios solares. Abaixo, a derme oferece suporte e elasticidade à pele, graças à presença de fibras de colágeno e elastina. Essa camada também abriga vasos sanguíneos, glândulas e terminações nervosas, desempenhando um papel essencial na hidratação e na reparação de tecidos. Por fim, a hipoderme, formada principalmente por tecido adiposo, funciona como isolante térmico e reserva de energia, além de proteger estruturas mais profundas.

Compreender os tipos de pele é essencial para oferecer cuidados adequados e eficazes. Classificados de acordo com a produção de sebo, os principais tipos são normal, seca, oleosa, mista e sensível. A pele normal é equilibrada, com textura suave, elasticidade e viço natural. Já a pele seca apresenta baixa produção de sebo, o que resulta em descamação, sensação de repuxo e maior sensibilidade. A pele oleosa, em contraste, produz sebo em excesso, caracterizando-se por brilho intenso, poros dilatados e tendência à acne. A pele mista combina características de pele seca e oleosa, com a zona T (testa, nariz e queixo) mais oleosa e as bochechas mais secas. Por fim, a pele sensível é reativa a estímulos externos, apresentando vermelhidão, coceira e irritações.

Para identificar seu tipo de pele, um método prático é o teste do lenço de papel. Após lavar o rosto com um sabonete neutro, seque-o suavemente e espere cerca de uma hora. Pressione um lenço de papel nas diferentes áreas do rosto. Se o lenço não apresentar oleosidade, a pele é seca. Se houver oleosidade na zona T, trata-se de pele mista. Já a oleosidade generalizada indica pele oleosa.

Cada tipo de pele possui necessidades específicas que devem guiar a escolha de produtos e a elaboração de rotinas de cuidados. A pele normal requer manutenção da hidratação e proteção, com produtos suaves e não comedogênicos. A pele seca necessita de hidratação intensa e reposição lipídica, utilizando fórmulas ricas em emolientes e umectantes, enquanto a pele oleosa demanda controle de sebo, purificação e prevenção da acne, com produtos oil-free e adstringentes. Para a pele mista, o desafio é equilibrar as necessidades distintas das diferentes áreas do rosto, enquanto a pele sensível exige atenção especial, com produtos hipoalergênicos e calmantes.

A cosmética natural oferece uma ampla gama de ingredientes adaptados a cada tipo de pele. Óleos vegetais, manteigas, argilas, hidrolatos e extratos são combinados para atender essas necessidades de forma eficaz e gentil. Para a pele normal, ingredientes como óleo de jojoba, óleo de coco e hidrolato de lavanda são ideais. A pele seca se beneficia de manteiga de karité, óleo de argan e hidrolato de rosa, enquanto a pele oleosa encontra equilíbrio com argila verde, óleo essencial de melaleuca e extrato de chá verde. A pele mista pode ser tratada com argila branca, hidrolato de gerânio e extrato de camomila, e a pele sensível se acalma com argila rosa, óleo de calêndula e hidrolato de camomila.

Uma rotina básica de cuidados é essencial para qualquer tipo de pele. Inicie com a limpeza, removendo impurezas, maquiagem e excesso de oleosidade. A esfoliação, realizada uma ou duas vezes por semana, ajuda a eliminar células mortas e a estimular a renovação celular. A tonificação é um passo importante para equilibrar o pH da pele e prepará-la para os próximos produtos. Em seguida, a hidratação repõe água e nutrientes, mantendo a pele macia e protegida. Por fim, a proteção solar é indispensável para prevenir o envelhecimento precoce, manchas e o risco de câncer de pele.

Com essas práticas e a compreensão das particularidades da pele, é possível criar uma rotina de cuidados personalizada que promove saúde, equilíbrio e beleza. Ao optar por ingredientes naturais, você não apenas cuida da pele, mas também se conecta a uma abordagem sustentável e consciente, transformando o cuidado diário em um momento de autoconhecimento e bem-estar.

A pele, em sua complexidade, revela não apenas o estado interno do organismo, mas também a influência de fatores externos, como poluição, radiação solar e estresse. Por isso, cuidar dela exige uma abordagem dinâmica e integrada, que considere as mudanças ao longo do tempo e as respostas a diferentes estímulos. O conhecimento sobre os tipos de pele e suas necessidades específicas permite criar estratégias que não apenas resolvem problemas imediatos, mas também previnem desequilíbrios futuros, promovendo uma beleza duradoura e saudável.

A escolha consciente de produtos e rotinas adequadas é fundamental para respeitar a singularidade de cada pele. Optar por ingredientes naturais não apenas reduz o risco de irritações e alergias, mas também fortalece a pele ao trabalhar em harmonia com suas funções biológicas. Esse cuidado integrado, que alia ciência e natureza, reflete uma forma mais gentil e eficaz de promover a saúde cutânea, garantindo resultados visíveis e uma sensação de bem-estar que vai além da superfície.

Cuidar da pele é um gesto de autocuidado que nos convida a desacelerar e observar nossas necessidades reais. Nesse processo, a cosmética natural atua como uma aliada poderosa, resgatando a sabedoria ancestral e combinando-a com os avanços contemporâneos. Ao incorporar práticas conscientes e ingredientes puros, transformamos a rotina diária em um ritual de celebração da conexão entre corpo, mente e natureza, refletindo a essência de um equilíbrio que transcende o físico.

Capítulo 5
Cabelos: Tipos e Cuidados

Os cabelos, além de compor a identidade visual e expressar personalidade, desempenham funções protetoras importantes para o couro cabeludo. Sua estrutura e aparência refletem tanto a saúde geral do corpo quanto os cuidados direcionados a ele. A beleza e a vitalidade dos fios não dependem apenas de fatores genéticos, mas também de práticas conscientes e adequadas às suas características individuais. Compreender a estrutura dos cabelos e suas diferentes curvaturas é fundamental para adotar uma rotina que respeite suas necessidades e promova equilíbrio, força e brilho naturais. Nesse contexto, a cosmética natural surge como uma abordagem eficaz e sustentável, permitindo cuidar dos fios com ingredientes que nutrem e protegem de forma genuína.

A estrutura capilar, formada por camadas interdependentes, exige atenção para manter sua integridade. A cutícula, camada externa composta por escamas sobrepostas, protege o córtex e é responsável pelo brilho e resistência dos fios. Quando saudável, a cutícula reflete a luz, conferindo aos cabelos uma aparência luminosa e vibrante. Já o córtex, localizado abaixo da cutícula, confere força e elasticidade aos fios, além de determinar sua cor através da melanina. Por fim, a medula, quando presente, contribui para a densidade e o isolamento térmico dos cabelos. Cuidar dessas camadas com ingredientes naturais garante a manutenção dessas funções e protege os fios de danos causados por agentes externos.

Cada tipo de cabelo – liso, ondulado, cacheado ou crespo – possui suas próprias características e desafios, que podem ser agravados por fatores como exposição ao sol, uso de produtos inadequados, alterações hormonais e hábitos alimentares. Enquanto os fios lisos podem ser mais propensos à oleosidade, cabelos cacheados e crespos frequentemente enfrentam ressecamento devido à dificuldade do sebo natural em alcançar toda a extensão dos fios. A escolha de óleos vegetais, manteigas e extratos adequados a cada tipo de cabelo é essencial para suprir essas demandas. Ingredientes como o óleo de coco para nutrição profunda, a manteiga de karité para hidratação intensa e o extrato de babosa para revitalização são exemplos de aliados naturais que proporcionam resultados notáveis sem os efeitos nocivos de substâncias químicas.

Adotar uma rotina personalizada, que combine limpeza suave, hidratação regular, nutrição e proteção, é essencial para preservar a saúde dos cabelos. Produtos naturais, como shampoos livres de sulfatos, máscaras hidratantes feitas com frutas e óleos essenciais para finalização, transformam o cuidado capilar em uma experiência enriquecedora e sustentável. Além disso, práticas simples como evitar o uso excessivo de ferramentas térmicas, enxaguar os fios com água em temperatura amena e respeitar a frequência ideal de lavagem contribuem para a longevidade e beleza dos cabelos. Assim, ao aliar a sabedoria da natureza com hábitos conscientes, é possível alcançar fios saudáveis, vibrantes e repletos de vida.

Os cabelos são mais do que um elemento de expressão pessoal; eles desempenham funções protetoras importantes e refletem a saúde e o bem-estar geral do corpo. Sua estrutura complexa e as diferenças entre os tipos de fios exigem cuidados específicos que considerem tanto suas características naturais quanto os fatores externos que os afetam. A cosmética natural, com seus ingredientes puros e técnicas sustentáveis, oferece soluções eficazes para cuidar dos fios enquanto promove equilíbrio e saúde.

A estrutura do cabelo é composta por duas partes principais. O folículo capilar, localizado na derme, é onde os fios se formam e crescem. Ele abriga células que produzem queratina, a proteína estrutural que confere força e resiliência aos cabelos. Já a haste capilar, a parte visível do fio, é composta por três camadas. A cutícula, camada externa formada por escamas sobrepostas, protege o córtex e determina o brilho e a resistência dos fios. O córtex, camada intermediária, é responsável pela elasticidade, força e cor, sendo rico em melanina, o pigmento natural do cabelo. A medula, presente em alguns tipos de fios, é menos compreendida, mas acredita-se que contribua para a densidade e isolamento térmico.

Os tipos de cabelo são classificados de acordo com sua curvatura, o que influencia diretamente suas necessidades e desafios. Cabelos lisos (tipo 1) têm fios retos e tendem a ser oleosos na raiz, mas secos nas pontas, devido à facilidade com que o sebo natural percorre sua extensão. Cabelos ondulados (tipo 2) formam ondas em "S" e podem apresentar frizz e ressecamento nas extremidades. Os cacheados (tipo 3) têm cachos em espiral, que tendem a ser mais secos devido à dificuldade do sebo natural em alcançar as pontas, e geralmente apresentam frizz. Já os cabelos crespos (tipo 4) possuem cachos bem fechados ou textura crespa, sendo extremamente secos e mais frágeis, com grande necessidade de hidratação, nutrição e reconstrução.

Para cada tipo de cabelo, existem cuidados específicos que atendem suas necessidades particulares. Os cabelos lisos exigem controle da oleosidade na raiz e hidratação das pontas, com produtos leves que não pesem nos fios. Os cabelos ondulados precisam de controle do frizz e hidratação para definição das ondas. Os cacheados demandam hidratação profunda, nutrição e produtos que definam os cachos, reduzindo o frizz. Os cabelos crespos, por sua vez, requerem hidratação intensiva, nutrição frequente e proteção contra ressecamento, além de reconstruções regulares para fortalecer os fios.

Além das características naturais dos fios, outros fatores influenciam sua saúde, como genética, alimentação, alterações hormonais e níveis de estresse. Hábitos inadequados, como lavar os cabelos com água muito quente, usar produtos agressivos ou prender os fios molhados, também podem causar danos significativos. É fundamental alinhar práticas saudáveis à escolha de produtos naturais e adequados para preservar a integridade capilar.

A cosmética natural oferece um arsenal de ingredientes poderosos para cuidar dos cabelos de forma eficaz e sustentável. Óleos vegetais, como os de coco, argan, rícino, jojoba e abacate, são ricos em nutrientes e ajudam a nutrir e fortalecer os fios. Manteigas vegetais, como karité, cacau e cupuaçu, proporcionam hidratação intensa e proteção contra ressecamento. Extratos de plantas, como babosa, camomila e alecrim, revitalizam e estimulam o crescimento saudável. Outros ingredientes naturais, como mel, abacate, banana e vinagre de maçã, são versáteis e eficazes em tratamentos caseiros.

Uma rotina básica de cuidados capilares deve ser personalizada para atender às necessidades específicas de cada tipo de cabelo. A lavagem, por exemplo, deve ser feita com shampoos naturais adequados, massageando suavemente o couro cabeludo para estimular a circulação e remover impurezas. O condicionamento é essencial para hidratar e selar as cutículas, facilitando o desembaraçar dos fios. Máscaras capilares naturais, usadas semanalmente, oferecem hidratação e nutrição profundas, restaurando a vitalidade dos cabelos. A finalização com óleos ou cremes naturais ajuda a proteger os fios, controlar o frizz e modelar o cabelo.

Práticas simples também fazem a diferença na saúde capilar. Evitar ferramentas térmicas ou usá-las com moderação e proteção adequada, enxaguar os cabelos com água morna ou fria e respeitar a frequência ideal de lavagem são hábitos que ajudam a preservar a força e o brilho dos fios. Ao incorporar ingredientes naturais e adotar uma abordagem consciente, é possível transformar o cuidado capilar em um momento de conexão consigo mesmo e com a natureza.

Compreender o tipo e as necessidades do seu cabelo é o primeiro passo para desenvolver uma rotina eficaz que promova saúde, beleza e sustentabilidade. A cosmética natural, com sua riqueza de possibilidades, oferece os meios para nutrir os fios de maneira equilibrada e saudável, refletindo a vitalidade e a autenticidade de cada indivíduo.

Os cabelos, em sua diversidade e beleza, revelam tanto nossa individualidade quanto o impacto das escolhas que fazemos no cuidado diário. Entender sua estrutura e necessidades permite abordar os desafios específicos de cada tipo de fio, criando rotinas que respeitam e celebram sua natureza. Essa atenção personalizada, quando aliada à cosmética natural, se transforma em uma oportunidade para nutrir os cabelos com ingredientes que não apenas atendem às suas exigências, mas também promovem sustentabilidade e bem-estar.

Além da aplicação de produtos adequados, é essencial cultivar hábitos que preservem a integridade dos fios. Pequenas mudanças, como ajustar a temperatura da água durante a lavagem, proteger os cabelos do calor de ferramentas e adotar uma alimentação equilibrada, têm um impacto significativo na saúde capilar. Esses cuidados diários complementam o uso de ingredientes naturais, como óleos vegetais e extratos de plantas, que oferecem benefícios profundos e duradouros, enquanto respeitam o meio ambiente.

    Cuidar dos cabelos é um gesto que vai além da estética; é uma forma de conexão consigo mesmo e com o mundo natural. Ao integrar práticas conscientes e ingredientes puros à rotina capilar, transformamos esse cuidado em um momento de reconexão e celebração da nossa essência. Assim, cada fio saudável e vibrante se torna um reflexo de escolhas alinhadas à harmonia entre corpo, mente e natureza.

Capítulo 6
Teste de Sensibilidade

A adoção de cosméticos naturais é uma escolha cada vez mais popular entre aqueles que buscam cuidados pessoais alinhados a práticas mais saudáveis e sustentáveis. Essa tendência, no entanto, exige um olhar atento e criterioso, pois nem todos os produtos naturais são isentos de riscos. Ingredientes derivados da natureza, como óleos essenciais e extratos vegetais, podem desencadear reações adversas, especialmente em pessoas com pele sensível ou predisposição a alergias. A ideia de que "natural" é sinônimo de "seguro" deve ser abordada com cautela, considerando as particularidades individuais de cada organismo e as interações específicas que podem ocorrer entre a pele e os componentes cosméticos.

A realização do teste de sensibilidade é uma etapa crucial para evitar desconfortos e complicações potencialmente graves. Este procedimento não se limita à prevenção de reações alérgicas; ele também serve como uma prática preventiva para estabelecer uma relação mais segura com os produtos aplicados à pele. A simplicidade do teste não diminui sua importância: trata-se de uma forma eficaz de avaliar como a pele reage a substâncias específicas, identificando possíveis irritações ou sensibilidades antes que o produto seja usado em áreas mais extensas do corpo. Além disso, essa etapa ajuda a construir uma rotina de cuidados mais consciente, respeitando as necessidades únicas de cada pessoa.

É essencial compreender que a pele, como maior órgão do corpo humano, desempenha um papel fundamental na proteção contra agentes externos. No entanto, sua vulnerabilidade a irritações e alergias reforça a importância de tomar medidas preventivas, especialmente em contextos que envolvem a aplicação de novos produtos. Um teste de sensibilidade bem executado reflete não apenas o cuidado com a saúde, mas também a valorização do bem-estar e da confiança ao explorar o universo da cosmética natural. Dessa forma, torna-se possível usufruir plenamente dos benefícios oferecidos pelos produtos, sem comprometer a segurança ou a integridade da pele.

Antes de utilizar qualquer produto cosmético, seja natural ou industrializado, é indispensável realizar um teste de sensibilidade, um procedimento que pode evitar reações alérgicas indesejadas e garantir o uso seguro e tranquilo dos produtos. Esse teste, além de simples e rápido, é uma prática essencial para qualquer rotina de cuidados com a pele. Ele é especialmente recomendado para quem tem pele sensível ou histórico de alergias, sendo capaz de identificar potenciais irritantes antes que eles afetem áreas mais extensas do corpo.

O objetivo principal do teste de sensibilidade é determinar se sua pele reage de maneira adversa aos ingredientes presentes no cosmético escolhido. Isso inclui até mesmo os componentes naturais, como óleos essenciais, extratos vegetais e argilas, que, embora naturais, podem causar reações dependendo da sensibilidade individual. Vermelhidão, coceira, ardor, inchaço, erupções cutâneas, descamação e ressecamento estão entre os sintomas mais comuns de uma reação alérgica. Em casos extremos, pode haver inchaço generalizado, dificuldade para respirar ou até choque anafilático, o que reforça ainda mais a necessidade de prevenir esses riscos com um teste simples.

Para realizar o teste de sensibilidade, siga os seguintes passos com atenção. Primeiro, escolha uma área pequena e discreta do corpo, como a parte interna do antebraço ou atrás da orelha. Essa localização deve ser de fácil observação e pouco exposta a atritos ou outros agentes externos que possam interferir no teste. Em seguida, lave a área escolhida com água e sabonete neutro, secando-a suavemente para garantir que a pele esteja limpa e livre de qualquer resíduo que possa interferir na avaliação.

Com a pele preparada, aplique uma pequena quantidade do produto na área escolhida. Massageie levemente para assegurar que o produto entre em contato direto com a pele. Esse contato deve ser mantido por um período de 24 a 48 horas, durante o qual é fundamental evitar lavar ou esfregar a área. Essa espera é crucial para permitir que quaisquer reações, mesmo que sutis, tenham tempo suficiente para se manifestar.

Ao término do período de observação, examine a área cuidadosamente. A ausência de reações visíveis, como vermelhidão, coceira, ardor, inchaço ou qualquer outra anomalia, indica um teste negativo, permitindo o uso seguro do produto. Por outro lado, se houver qualquer sinal de irritação, o teste é considerado positivo, e o produto não deve ser utilizado. Nesse caso, lave a área imediatamente com água e sabonete neutro e, se os sintomas persistirem ou se agravarem, procure orientação médica ou de um dermatologista.

A realização do teste deve ser acompanhada de algumas práticas adicionais para garantir maior segurança. Quando uma formulação contém vários ingredientes, é ideal testar cada componente individualmente. Assim, caso haja uma reação, é possível identificar exatamente qual substância é a responsável. Além disso, como a sensibilidade da pele pode mudar ao longo do tempo, é prudente repetir o teste periodicamente, mesmo que um produto tenha sido bem tolerado em ocasiões anteriores.

Outro ponto de atenção são os óleos essenciais, conhecidos por sua alta concentração e potencial de causar reações adversas se utilizados de forma inadequada. Eles devem ser sempre diluídos em um óleo vegetal antes do uso e submetidos ao teste de sensibilidade. Essa precaução é vital, já que os óleos essenciais são frequentemente utilizados em tratamentos cosméticos naturais, mas podem ser irritantes mesmo para peles que geralmente não apresentam sensibilidades.

Por fim, pessoas com histórico de alergias ou pele especialmente sensível devem buscar orientação médica antes de introduzir novos produtos em sua rotina de cuidados, mesmo que sejam de origem natural. A opinião de um profissional pode oferecer informações valiosas sobre formulações seguras e indicar opções personalizadas, reduzindo ainda mais o risco de reações adversas.

Ao realizar um teste de sensibilidade com os devidos cuidados, você pode aproveitar os benefícios dos cosméticos naturais de forma segura e consciente, garantindo que eles contribuam para o bem-estar e a saúde da sua pele. Este procedimento simples é um investimento em segurança e tranquilidade, promovendo uma relação harmoniosa e saudável com os produtos que escolhemos para cuidar de nós mesmos.

A integração do teste de sensibilidade em uma rotina de cuidados é um reflexo do respeito às particularidades da pele e do compromisso com a prevenção. Ao adotar essa prática, cria-se um caminho mais seguro e eficaz para explorar os benefícios dos cosméticos, reduzindo os riscos de experiências negativas. Mais do que um simples protocolo, ele representa uma etapa de autoconhecimento, permitindo que cada pessoa entenda melhor como sua pele reage a diferentes substâncias, sejam elas naturais ou sintéticas.

Além disso, a consciência sobre os potenciais irritantes encontrados mesmo nos ingredientes mais inofensivos promove uma abordagem mais informada na escolha de produtos. A personalização se torna, então, a chave para a construção de uma rotina de cuidados que não apenas respeite a saúde da pele, mas também valorize a diversidade de necessidades individuais. Ao combinar ciência e precaução, é possível transformar o ato de cuidar da pele em um momento de conexão com o próprio corpo.

Com os devidos cuidados, o universo dos cosméticos naturais deixa de ser um território desconhecido para se tornar uma fonte confiável de bem-estar. O teste de sensibilidade não é apenas um método preventivo, mas um lembrete constante de que cada gesto de cuidado começa com a segurança e o respeito às nossas próprias características. Assim, a busca por uma beleza saudável se torna um ato genuíno de autocuidado e confiança.

Capítulo 7
Limpeza Facial Natural

A limpeza facial é uma prática indispensável para manter a saúde e a vitalidade da pele, garantindo que ela esteja sempre preparada para enfrentar os desafios do dia a dia e para receber outros tratamentos. Esse cuidado vai muito além da estética, desempenhando um papel essencial na proteção e equilíbrio da barreira cutânea. Impurezas como partículas de poluição, resíduos de maquiagem e excesso de oleosidade, quando acumuladas, podem obstruir os poros e desencadear problemas como acne, irritações e envelhecimento precoce. Por isso, adotar métodos naturais para a limpeza facial não apenas protege a pele, mas também reflete um compromisso com práticas mais sustentáveis e livres de agentes químicos agressivos.

Ao optar por alternativas naturais, o respeito ao equilíbrio da pele se torna prioridade. Ingredientes como óleos vegetais, argilas e extratos botânicos oferecem uma combinação única de limpeza eficaz e suavidade, ajudando a manter a hidratação e a integridade da pele. Cada tipo de pele, seja ela oleosa, seca, mista ou sensível, encontra nesses componentes opções adequadas às suas necessidades específicas. Por exemplo, as propriedades adstringentes de argilas e hidrolatos são ideais para peles oleosas, enquanto manteigas vegetais e hidrolatos calmantes oferecem conforto e nutrição para peles secas e sensíveis. Essa abordagem personalizável reforça a eficácia dos produtos naturais, que não apenas limpam, mas cuidam profundamente da pele.

Incorporar a limpeza facial natural à rotina diária é mais do que uma escolha funcional; é uma oportunidade de transformar esse momento em um ritual de autocuidado. Esse processo vai além da simples remoção de resíduos, tornando-se um momento de conexão com o próprio corpo e de renovação. Seja ao preparar um leite de limpeza com óleos nutritivos ou ao massagear o rosto com um gel refrescante de aloe vera, cada etapa oferece benefícios que vão desde a revitalização celular até a melhora da textura e luminosidade da pele. Assim, a limpeza facial natural não apenas contribui para uma aparência mais saudável, mas também promove o bem-estar integral.

A limpeza facial é um ritual indispensável para manter a saúde e o equilíbrio da pele, proporcionando benefícios que vão além da estética. Pela manhã e à noite, essa prática garante a remoção de impurezas acumuladas, como resíduos de maquiagem, poluição e oleosidade, prevenindo problemas como obstrução dos poros, acne e envelhecimento precoce. Mais do que isso, a limpeza promove a renovação celular, preparando a pele para absorver melhor os nutrientes de outros produtos, como hidratantes e séruns, além de equilibrar o pH e manter a flora bacteriana saudável.

A cosmética natural oferece alternativas eficazes e suaves, respeitando o equilíbrio cutâneo e utilizando ingredientes que se adaptam às necessidades específicas de cada tipo de pele. Leites de limpeza, sabonetes naturais, géis refrescantes e águas micelares são opções que combinam eficácia com cuidado. Enquanto leites de limpeza e águas micelares oferecem hidratação e suavidade, ideais para peles secas e sensíveis, sabonetes naturais com argilas e géis de limpeza com extratos adstringentes são perfeitos para peles oleosas e mistas. Cada escolha proporciona um cuidado específico, permitindo que a pele se mantenha limpa e saudável sem agredir sua barreira natural.

    O processo de limpeza facial começa com a remoção da maquiagem, etapa essencial para evitar o acúmulo de resíduos nos poros. Produtos naturais como óleo de coco ou água micelar são opções eficazes e gentis para esse passo inicial. Com a maquiagem removida, o próximo passo é umedecer o rosto com água morna ou fria, o que ajuda a abrir os poros e facilita a limpeza. O produto escolhido é então aplicado em movimentos circulares suaves, estimulando a circulação e garantindo uma limpeza uniforme. Após a aplicação, o rosto deve ser enxaguado com água morna ou fria para remover todo o produto, e seco delicadamente com uma toalha macia, sem esfregar.

    Para quem deseja adotar métodos totalmente naturais, há receitas simples e eficazes que podem ser preparadas em casa. O leite de limpeza para pele seca é uma opção nutritiva e hidratante. Para prepará-lo, misture 2 colheres de sopa de óleo vegetal de amêndoas doces com 1 colher de sopa de manteiga de karité, 2 colheres de sopa de hidrolato de rosa e 10 gotas de óleo essencial de lavanda. Armazene a mistura em um frasco de vidro escuro e aplique com as mãos ou um disco de algodão, massageando suavemente. A remoção é feita com água morna ou fria, deixando a pele macia e hidratada.

Já para peles oleosas, um sabonete natural com argila verde é uma escolha ideal. Comece derretendo 100 g de base glicerinada vegetal em banho-maria. Acrescente 1 colher de sopa de argila verde, 1 colher de sopa de óleo vegetal de coco e 10 gotas de óleo essencial de melaleuca. Misture bem e despeje em um molde de silicone. Após 24 horas de secagem, o sabonete estará pronto para uso, oferecendo limpeza profunda sem ressecar a pele.

Para quem tem pele mista, um gel de limpeza leve e refrescante pode ser preparado com ½ xícara de gel de aloe vera, 1 colher de sopa de extrato de hamamélis e 10 gotas de óleo essencial de limão. Misture os ingredientes em um recipiente e armazene em um frasco de vidro escuro. Durante a aplicação, massageie suavemente o rosto com o gel e enxágue com água morna ou fria. Esse método equilibra a oleosidade da zona T e mantém as áreas mais secas hidratadas.

Independentemente do tipo de pele, a escolha de produtos e métodos naturais transforma a rotina de limpeza facial em um momento de autocuidado. Esse hábito não apenas mantém a pele limpa e saudável, mas também promove bem-estar e uma conexão maior com os cuidados diários. Ao incorporar essas práticas, você estará fortalecendo o equilíbrio natural da sua pele e aproveitando ao máximo os benefícios de uma abordagem mais sustentável e consciente.

    O uso contínuo de métodos naturais para limpeza facial também incentiva uma maior atenção ao impacto ambiental das escolhas diárias. Optar por ingredientes biodegradáveis e embalagens recicláveis reforça o compromisso com a sustentabilidade, alinhando o cuidado pessoal com a preservação do meio ambiente. Além disso, a produção caseira de produtos reduz a dependência de processos industriais e contribui para um estilo de vida mais simples e consciente, onde cada elemento utilizado carrega um propósito claro e um respeito pela natureza.

    À medida que esses rituais se tornam parte da rotina, a pele responde não apenas com uma aparência mais saudável, mas com uma sensação geral de equilíbrio e frescor. A regularidade na prática, aliada à atenção às necessidades específicas de cada estação ou momento de vida, assegura que a limpeza seja sempre um ato de harmonia com o corpo. Esse cuidado sensível e adaptável reflete um entendimento mais profundo da conexão entre a pele, o bem-estar e o ambiente ao redor.

    Dessa forma, a limpeza facial natural transcende sua função básica, tornando-se um elo entre autocuidado e responsabilidade ambiental. É um convite para desacelerar, dedicar tempo a si mesmo e reconhecer o valor de escolhas conscientes. Cada etapa, desde a seleção dos ingredientes até o ato de massagear suavemente a pele, simboliza uma jornada de renovação e respeito. Assim, o ritual diário não apenas nutre a pele, mas também fortalece a relação com o mundo que nos rodeia, criando um ciclo contínuo de cuidado e equilíbrio.

Capítulo 8
Esfoliação Facial

A esfoliação facial desempenha um papel essencial na manutenção da saúde e da aparência da pele, atuando como um processo regenerativo que favorece a renovação celular. Ao remover a camada superficial de células mortas que naturalmente se acumula, esse cuidado não apenas revela uma pele mais luminosa e uniforme, mas também previne o surgimento de problemas como acne, cravos e poros dilatados. Mais do que um simples passo em uma rotina de cuidados, a esfoliação promove uma interação profunda entre a pele e os produtos utilizados, maximizando a absorção de ativos e potencializando os benefícios de hidratantes, séruns e outros cosméticos.

Um dos grandes benefícios da esfoliação é sua capacidade de estimular a circulação sanguínea na região tratada, contribuindo para a oxigenação e nutrição das células cutâneas. Esse aumento no fluxo sanguíneo não apenas melhora a aparência imediata da pele, conferindo-lhe um aspecto saudável e vibrante, mas também atua a longo prazo, incentivando a produção de colágeno e elastina. Esses componentes estruturais são fundamentais para manter a firmeza e a elasticidade da pele, prevenindo sinais de envelhecimento precoce, como rugas e linhas de expressão. Assim, a prática regular da esfoliação se torna uma aliada no cuidado preventivo e rejuvenescedor.

Escolher o método de esfoliação ideal é um aspecto crítico para garantir os melhores resultados sem comprometer a saúde da pele. Cada tipo de pele apresenta suas particularidades e responde de maneira diferente aos estímulos proporcionados pelos esfoliantes físicos ou químicos. Peles sensíveis, por exemplo, podem se beneficiar de ingredientes naturais mais suaves, como aveia e mel, enquanto peles oleosas podem tolerar esfoliações mais intensas com argila ou café. Ao respeitar essas diferenças e adotar práticas que harmonizem com as necessidades individuais, a esfoliação facial deixa de ser um procedimento isolado e se torna uma parte integrada de um cuidado holístico e personalizado.

A esfoliação facial é um cuidado essencial para manter a pele saudável, uniforme e radiante. Ela remove a camada superficial de células mortas acumuladas ao longo do tempo, revelando uma pele mais luminosa e renovada. Além disso, essa prática promove a desobstrução dos poros, prevenindo cravos e espinhas, e contribui para um melhor aproveitamento dos ativos presentes em outros produtos cosméticos, como hidratantes e séruns, maximizando seus efeitos.

Outro benefício importante da esfoliação facial é a estimulação da circulação sanguínea. Durante o processo, os movimentos de massagem ajudam a aumentar o fluxo de oxigênio e nutrientes para as células da pele, promovendo um aspecto saudável e vibrante. A longo prazo, essa ação pode contribuir para a produção de colágeno e elastina, proteínas que sustentam a firmeza e elasticidade da pele, retardando o aparecimento de sinais de envelhecimento, como rugas e linhas finas.

A escolha do método de esfoliação mais adequado é essencial para garantir resultados eficazes sem prejudicar a saúde da pele. Peles sensíveis requerem ingredientes naturais e suaves, como aveia e mel, enquanto peles oleosas podem tolerar esfoliações mais vigorosas com argila e café. Respeitar as características individuais de cada tipo de pele é crucial para transformar a esfoliação em um passo seguro e integrado à rotina de cuidados.

Entre os benefícios da esfoliação, destaca-se a renovação celular, que deixa a pele mais uniforme e jovem. A desobstrução dos poros previne o acúmulo de sebo, reduzindo cravos e espinhas, enquanto a massagem estimula a circulação, aumentando a oxigenação da pele. Além disso, a remoção de células mortas melhora a absorção de outros produtos cosméticos, tornando tratamentos mais eficazes. Também é notável a capacidade da esfoliação de uniformizar o tom da pele, contribuindo para a diminuição de manchas e marcas.

Existem dois métodos principais de esfoliação facial: a física e a química. A esfoliação física utiliza partículas sólidas, como sementes e grãos, para remover as células mortas por atrito. É ideal para quem prefere um método mais natural e imediato, sendo recomendada a escolha de partículas finas para evitar irritações. Já a esfoliação química emprega substâncias como ácidos e enzimas para promover uma descamação controlada, ideal para peles mais resistentes ou tratamentos específicos.

Para cada tipo de pele, há um método e frequência de esfoliação apropriados. Peles normais podem optar tanto pela esfoliação física quanto pela química, realizando o procedimento uma ou duas vezes por semana. Peles secas se beneficiam de esfoliantes físicos suaves ou ácidos leves, como o lático, aplicados semanalmente ou a cada quinze dias. Peles oleosas podem tolerar esfoliações mais frequentes, duas vezes por semana, com partículas maiores ou ácidos mais fortes, como o salicílico. Já as peles sensíveis requerem um cuidado especial, com esfoliantes suaves e uma frequência menor, observando sempre a reação da pele.

Preparar esfoliantes faciais naturais em casa é uma maneira sustentável e personalizada de incluir esse cuidado na rotina. Um esfoliante de aveia e mel, ideal para peles sensíveis, é feito com 2 colheres de sopa de aveia em flocos finos, 1 colher de sopa de mel e 1 colher de sopa de água. A mistura deve ser aplicada na pele úmida, massageada suavemente e enxaguada com água morna. Já para peles secas, um esfoliante de açúcar e óleo de coco combina 2 colheres de sopa de açúcar cristal com 1 colher de sopa de óleo de coco, proporcionando hidratação e renovação.

Peles oleosas podem contar com um esfoliante de café e argila verde, que une 2 colheres de sopa de pó de café, 1 colher de sopa de argila verde e 1 colher de sopa de água, oferecendo uma limpeza profunda e controle de oleosidade. Para peles mistas, um esfoliante de semente de uva e iogurte é ideal: basta misturar 2 colheres de sopa de semente de uva em pó com 1 colher de sopa de iogurte natural, criando uma pasta nutritiva que equilibra as diferentes áreas do rosto.

Para garantir uma esfoliação eficaz e segura, algumas práticas devem ser seguidas. É importante preparar a pele com uma limpeza prévia, utilizando produtos adequados ao tipo de pele. Durante a aplicação, o esfoliante deve ser massageado suavemente, evitando pressões excessivas e a delicada região ao redor dos olhos. Após o procedimento, enxágue bem com água morna ou fria, removendo todos os resíduos, e finalize com um hidratante para repor a hidratação perdida. Como a esfoliação deixa a pele mais sensível ao sol, o uso diário de protetor solar é indispensável.

Respeitar a frequência indicada para cada tipo de pele é essencial para evitar irritações e sensibilidades. Incorporar a esfoliação facial de maneira adequada na rotina proporciona uma pele mais saudável, uniforme e revitalizada, transformando esse cuidado em um aliado valioso para a beleza e o bem-estar.

A prática regular da esfoliação facial não apenas melhora a aparência da pele, mas também promove um momento de cuidado pessoal que conecta saúde e autoestima. Incorporar essa etapa na rotina semanal incentiva uma atenção maior às necessidades específicas da pele, permitindo ajustes conforme mudanças sazonais, idade ou estilo de vida. Essa relação dinâmica com o autocuidado fortalece a percepção de que a beleza saudável está intrinsecamente ligada à escuta do próprio corpo e ao respeito por suas particularidades.

Ao optar por esfoliantes naturais ou feitos em casa, o ritual ganha um significado ainda mais especial, destacando a simplicidade e a eficácia de ingredientes acessíveis. Cada aplicação é um lembrete do potencial transformador das práticas sustentáveis, onde escolhas conscientes não só beneficiam a pele, mas também promovem um impacto positivo no meio ambiente. Assim, o momento da esfoliação se torna mais do que um cuidado funcional: ele se transforma em uma celebração do equilíbrio entre bem-estar e responsabilidade ambiental.

Com a frequência adequada e a escolha de métodos que respeitem a integridade cutânea, a esfoliação facial reforça sua relevância como parte essencial de uma rotina de cuidados. Ela simboliza não apenas a renovação da pele, mas também a renovação de um compromisso com a própria saúde e vitalidade. Cada movimento, ingrediente e resultado reflete um investimento contínuo em beleza consciente, marcando o rosto não apenas com luminosidade, mas com a confiança de quem valoriza o autocuidado de forma holística.

Capítulo 9
Hidratação Facial

Manter a pele devidamente hidratada é um dos fundamentos mais importantes para preservar sua saúde e vitalidade. A hidratação não apenas promove uma aparência mais jovem e radiante, como também desempenha um papel crucial no funcionamento ideal da barreira cutânea, que atua como defesa natural contra agressões externas. Fatores como poluição, variações climáticas e exposição solar constante podem comprometer essa proteção, resultando em ressecamento, irritações e até mesmo aceleração do envelhecimento. Oferecer à pele a umidade necessária ajuda a equilibrar esses desafios diários, garantindo que ela permaneça resistente, macia e uniforme.

    A capacidade da pele de reter água está diretamente ligada à sua elasticidade e luminosidade. Quando hidratada de forma adequada, a pele se torna mais firme e flexível, reduzindo o aparecimento de rugas e linhas de expressão. Além disso, o brilho natural que acompanha uma pele bem hidratada não é apenas estético, mas também um indicativo de saúde e boa circulação. Ao adotar hidratantes naturais que contenham ingredientes como aloe vera, manteigas vegetais ou ácidos hialurônicos de origem vegetal, é possível nutrir a pele de maneira eficaz e sustentável, promovendo uma hidratação profunda sem o uso de compostos sintéticos prejudiciais.

A integração de práticas de hidratação à rotina diária é um investimento valioso no cuidado da pele. Aplicar o hidratante logo após a limpeza facial e em momentos de necessidade específica maximiza os benefícios do produto, pois a pele limpa e levemente úmida absorve melhor os nutrientes e componentes hidratantes. Além disso, complementando essa rotina com uma boa ingestão de água, cria-se uma sinergia poderosa que mantém a pele nutrida de dentro para fora. Ao valorizar a hidratação como uma prioridade, não apenas a saúde da pele é reforçada, mas também sua capacidade de enfrentar os desafios externos com mais resistência e resiliência.

Manter a pele devidamente hidratada é essencial para preservar sua saúde, beleza e funcionalidade. A hidratação desempenha um papel vital na integridade da barreira cutânea, a primeira linha de defesa contra fatores externos como poluição, microrganismos e exposição solar. Quando essa barreira está comprometida, a pele perde sua capacidade de reter água, tornando-se mais vulnerável a ressecamentos, irritações e até ao envelhecimento precoce. Ao fornecer a umidade necessária, reforçamos sua resistência natural, garantindo uma pele macia, flexível e uniforme.

A elasticidade da pele está diretamente ligada ao nível de hidratação. Uma pele bem hidratada é mais firme e resistente, reduzindo o aparecimento de rugas e linhas finas. Além disso, sua capacidade de refletir a luz de maneira uniforme confere um brilho natural e saudável, um indicativo de boa circulação e nutrição celular. Adotar hidratantes naturais à base de ingredientes como aloe vera, manteigas vegetais e ácido hialurônico de origem vegetal não apenas nutre a pele profundamente, mas também elimina a necessidade de compostos sintéticos, promovendo um cuidado mais sustentável e saudável.

O hábito de hidratar a pele regularmente é indispensável. Aplicar o hidratante após a limpeza facial, quando a pele está limpa e levemente úmida, aumenta a absorção dos ativos e potencializa os benefícios do produto. Além disso, a hidratação interna, obtida por meio de uma boa ingestão de água, complementa os cuidados externos, criando um equilíbrio que mantém a pele nutrida e preparada para enfrentar os desafios diários.

A rotina diária de hidratação facial traz inúmeros benefícios. Ela ajuda a manter a integridade da barreira cutânea, prevenindo a perda de água e protegendo contra agressões externas. Também alivia o ressecamento, reduzindo a descamação e a sensação de repuxamento. A elasticidade da pele é melhorada, o que ajuda a prevenir o surgimento de sinais de envelhecimento. Uma pele bem hidratada reflete a luz de maneira uniforme, promovendo uma aparência luminosa e saudável, além de suavizar sua textura, tornando-a mais macia e uniforme.

Os hidratantes naturais são excelentes aliados para todos os tipos de pele, oferecendo opções adaptadas às necessidades específicas de cada uma. Óleos vegetais, como o de coco, argan, jojoba e rosa mosqueta, são ricos em ácidos graxos e antioxidantes, proporcionando hidratação profunda. Manteigas vegetais, como as de karité, cacau e manga, possuem textura cremosa e oferecem hidratação intensa, sendo ideais para peles secas e ressecadas. Aloe vera, com suas propriedades calmantes e cicatrizantes, é perfeita para peles sensíveis, enquanto o ácido hialurônico de origem vegetal atrai e retém água, promovendo hidratação duradoura e preenchendo linhas de expressão.

Escolher o hidratante certo depende do tipo de pele. Peles normais podem optar por hidratantes leves e fluidos, enquanto as secas se beneficiam de texturas mais cremosas e nutritivas. Peles oleosas exigem fórmulas oil-free, geralmente em gel ou loção, para evitar o excesso de oleosidade. Para peles mistas, hidratantes que equilibrem as diferentes necessidades da zona T e das áreas mais secas são ideais. Já as peles sensíveis precisam de fórmulas hipoalergênicas, livres de fragrâncias e corantes, com ingredientes calmantes como camomila e calêndula.

Preparar hidratantes naturais em casa é uma alternativa prática e personalizada. Para peles secas, um hidratante pode ser feito com 1 colher de sopa de manteiga de karité, 1 colher de sopa de óleo de rosa mosqueta, 1 colher de sopa de hidrolato de rosa e 5 gotas de óleo essencial de lavanda. Derreta a manteiga de karité em banho-maria, misture os demais ingredientes e armazene em um frasco escuro. Aplique no rosto limpo, massageando suavemente até a absorção.

Para peles oleosas, misture ½ xícara de gel de aloe vera, 1 colher de sopa de óleo de jojoba e 10 gotas de óleo essencial de melaleuca. Essa combinação hidrata sem pesar e ajuda a controlar a oleosidade. Já para peles mistas, combine 1 colher de sopa de óleo de jojoba, 1 colher de sopa de gel de aloe vera e 1 colher de sopa de hidrolato de gerânio. Essa mistura promove hidratação equilibrada e saudável.

Seguir algumas práticas simples potencializa os resultados da hidratação facial. Sempre limpe a pele antes de aplicar o hidratante, para garantir que os poros estejam livres de impurezas. Aplicar o hidratante na pele ainda úmida ajuda a reter a água, enquanto a massagem durante a aplicação estimula a circulação sanguínea. Além disso, a hidratação interna por meio de uma boa ingestão de água é fundamental. Proteger a pele com filtro solar diariamente complementa os cuidados, prevenindo a perda de água e os danos causados pelos raios UV.

Ao incorporar a hidratação facial na rotina, você está investindo em uma pele mais saudável, jovem e resistente. Com as escolhas certas e hábitos consistentes, é possível proporcionar à pele tudo o que ela precisa para se manter radiante, viçosa e bem protegida contra os desafios do dia a dia.

Hidratar a pele vai além de um cuidado estético; é um gesto essencial de preservação e fortalecimento. Cada aplicação de um bom hidratante age como um escudo, protegendo a pele das agressões diárias enquanto reforça sua capacidade natural de regeneração. Esse cuidado contínuo é especialmente relevante em um mundo onde a poluição e as mudanças climáticas desafiam constantemente a saúde da pele, exigindo atenção e produtos que entreguem mais do que apenas um efeito superficial.

A personalização é uma das maiores vantagens da hidratação facial, permitindo que cada tipo de pele receba exatamente o que necessita. Desde fórmulas ricas e nutritivas para peles secas até géis leves que equilibram a oleosidade, as possibilidades são amplas e versáteis. Com ingredientes naturais, como manteigas, óleos vegetais e aloe vera, cada produto se torna uma solução que não só cuida, mas respeita a natureza da pele e o meio ambiente. Esses ingredientes agem como aliados, nutrindo profundamente enquanto oferecem uma experiência sensorial única e revigorante.

Quando a hidratação se torna um hábito diário, o rosto reflete os benefícios de forma clara: maciez, luminosidade e resiliência. Não é apenas a pele que se renova; o ato de cuidar de si fortalece a autoestima e cria uma rotina de bem-estar que transcende o físico. Cada camada de hidratante aplicada é uma reafirmação do compromisso com o próprio corpo, traduzindo-se em uma pele que, além de saudável, exala vitalidade e equilíbrio em todas as fases da vida.

Capítulo 10
Máscaras Faciais Naturais

As máscaras faciais naturais são uma solução poderosa e acessível para potencializar os cuidados com a pele. Por serem formuladas com ingredientes puros, extraídos diretamente da natureza, oferecem uma ampla gama de benefícios que vão desde hidratação e nutrição até purificação e rejuvenescimento. Além de promoverem resultados visíveis em curto prazo, esses tratamentos intensivos valorizam o equilíbrio natural da pele, minimizando o uso de substâncias químicas agressivas. Incorporar máscaras naturais à rotina de cuidados é uma forma de aliar bem-estar, estética e sustentabilidade em um só gesto.

Ao aplicar uma máscara facial, a pele recebe uma concentração elevada de ativos que penetram profundamente, promovendo mudanças significativas em sua textura, luminosidade e vitalidade. Ingredientes como argilas, frutas, óleos vegetais e hidrolatos são ricos em nutrientes essenciais, vitaminas e antioxidantes que ajudam a restaurar a saúde da pele. Por exemplo, máscaras hidratantes à base de abacate e mel são ideais para peles secas, enquanto as de argila verde auxiliam no controle da oleosidade e na purificação dos poros. Essa variedade permite personalizar os cuidados conforme as necessidades individuais, garantindo resultados eficazes e direcionados.

Além dos benefícios diretos para a pele, o uso de máscaras faciais proporciona um momento de relaxamento e autocuidado. Esse ritual pode ser transformado em uma experiência sensorial completa, combinando aromas naturais e uma pausa na rotina para favorecer o bem-estar emocional. A aplicação regular, seja uma ou duas vezes por semana, complementa os cuidados diários e ajuda a criar uma conexão mais profunda com as necessidades do corpo. Ao explorar diferentes combinações de ingredientes e texturas, é possível descobrir quais máscaras naturais melhor atendem às particularidades da pele, promovendo um cuidado completo, saudável e verdadeiramente transformador.

As máscaras faciais naturais são um recurso poderoso para intensificar os cuidados com a pele, reunindo benefícios que vão desde a hidratação e nutrição até a purificação e rejuvenescimento. Formuladas com ingredientes puros e acessíveis, essas máscaras proporcionam resultados rápidos e visíveis, ao mesmo tempo que respeitam o equilíbrio natural da pele. Incorporá-las à rotina de cuidados é uma maneira simples de aliar bem-estar, beleza e sustentabilidade, valorizando práticas que priorizam a saúde da pele e o uso de substâncias naturais.

Quando aplicadas, as máscaras oferecem uma dose concentrada de ativos que penetram profundamente na pele, promovendo mudanças perceptíveis em textura, luminosidade e vitalidade. Ingredientes como argilas, óleos vegetais, frutas e hidrolatos são ricos em vitaminas, minerais e antioxidantes essenciais para restaurar a saúde da pele. Por exemplo, uma máscara à base de abacate e mel é ideal para peles secas, oferecendo uma hidratação intensa, enquanto a argila verde é recomendada para peles oleosas, ajudando a controlar a oleosidade e a purificar os poros. A diversidade de combinações permite personalizar os cuidados, atendendo às necessidades únicas de cada tipo de pele.

Além dos benefícios para a pele, as máscaras faciais transformam-se em momentos de relaxamento e autocuidado. Durante o tempo de aplicação, é possível criar uma experiência sensorial única, aproveitando os aromas naturais dos ingredientes e permitindo uma pausa na rotina diária. Esse ritual, que pode ser realizado uma ou duas vezes por semana, complementa os cuidados regulares e fortalece a conexão com o próprio corpo. Experimentar diferentes máscaras e descobrir aquelas que melhor atendem às necessidades da pele é um caminho para alcançar um cuidado mais completo e transformador.

As máscaras faciais oferecem benefícios variados, desde a hidratação profunda e a nutrição até a purificação e a revitalização da pele. Elas tratam intensivamente, concentrando ativos que proporcionam resultados rápidos, como maciez, luminosidade e uniformidade. Máscaras purificantes com argilas, por exemplo, desobstruem os poros, controlam o excesso de oleosidade e previnem cravos e espinhas. Já as versões calmantes, com aloe vera ou camomila, aliviam irritações e reduzem a vermelhidão. Além disso, máscaras rejuvenescedoras com ingredientes antioxidantes, como óleo de rosa mosqueta ou vitamina C, ajudam a prevenir os sinais do envelhecimento, conferindo um aspecto jovem e radiante.

Escolher a máscara facial ideal é essencial para garantir os melhores resultados. Peles normais podem usar máscaras hidratantes e nutritivas para manter o equilíbrio, enquanto peles secas se beneficiam de máscaras mais ricas, com óleos vegetais e manteigas. Para peles oleosas, as máscaras purificantes e adstringentes, com argilas ou carvão ativado, são ideais. Peles mistas pedem combinações que atendam às diferentes áreas do rosto, e peles sensíveis devem priorizar fórmulas calmantes, sem fragrâncias ou corantes.

Criar máscaras naturais em casa é uma forma prática e econômica de personalizar os cuidados. Uma máscara hidratante de abacate e mel, por exemplo, é preparada com ½ abacate maduro amassado e 1 colher de sopa de mel. A mistura deve ser aplicada no rosto limpo e seco, permanecendo por 15 a 20 minutos antes de ser enxaguada com água morna. Para purificação, uma máscara de argila verde combina 2 colheres de sopa de argila em pó com água ou hidrolato até formar uma pasta cremosa. Após a aplicação, deixe agir pelo mesmo período e remova com água morna. Máscaras calmantes, como a de aloe vera e camomila, misturam 2 colheres de sopa de gel de aloe vera com 1 colher de sopa de chá de camomila concentrado, oferecendo alívio imediato para peles sensíveis.

Ao aplicar máscaras faciais, alguns cuidados potencializam os resultados. Antes de tudo, é essencial limpar bem a pele para remover impurezas e preparar o rosto para receber os ativos da máscara. A aplicação deve ser feita em camadas uniformes, evitando a área sensível dos olhos e lábios. Durante o tempo de ação, relaxar e aproveitar o momento ajuda a transformar o cuidado em um ritual de bem-estar. Após a remoção completa da máscara, é recomendado finalizar com um hidratante para prolongar os efeitos e repor a hidratação.

A frequência ideal para o uso das máscaras varia de acordo com as necessidades individuais da pele. Geralmente, recomenda-se aplicá-las uma ou duas vezes por semana, ajustando a periodicidade conforme a resposta da pele. Esse hábito simples complementa os cuidados diários e proporciona uma pele mais saudável, bonita e revitalizada.

As máscaras faciais naturais são uma excelente forma de intensificar os cuidados com a pele, oferecendo tratamentos específicos para diferentes tipos e necessidades. Incorporá-las à rotina é um passo significativo para alcançar uma pele mais saudável, equilibrada e radiante, enquanto se desfruta de momentos preciosos de autocuidado e relaxamento.

O uso regular de máscaras faciais naturais transcende os cuidados estéticos, transformando-se em uma prática holística que beneficia tanto a pele quanto o bem-estar emocional. Cada aplicação não é apenas um tratamento intensivo, mas também um momento de pausa, em que o corpo e a mente encontram alívio do ritmo acelerado do cotidiano. Incorporar esse ritual na rotina semanal permite não apenas alcançar resultados visíveis, mas também cultivar uma conexão mais profunda com as próprias necessidades.

A versatilidade das máscaras naturais possibilita uma personalização que atende a diferentes tipos de pele e demandas específicas. Seja para hidratar, purificar ou rejuvenescer, esses tratamentos valorizam os ingredientes simples e poderosos que a natureza oferece, garantindo resultados seguros e eficazes. Essa abordagem consciente e sustentável reforça o compromisso com o cuidado integral, promovendo uma relação de respeito tanto com o corpo quanto com o meio ambiente.

Ao explorar diferentes combinações e texturas, a rotina com máscaras faciais se torna um ato de descoberta e autocuidado. Cada preparo caseiro ou aplicação reflete um momento de dedicação pessoal, onde a beleza é nutrida de dentro para fora. Assim, além de uma pele mais radiante e saudável, os benefícios incluem uma sensação de equilíbrio e renovação que perdura muito além dos minutos dedicados a esse ritual.

Capítulo 11
Tônico Facial Natural

A tonificação da pele é uma etapa indispensável para potencializar os cuidados faciais, promovendo um equilíbrio essencial após a limpeza e esfoliação. Esse processo vai além da simples remoção de resíduos remanescentes: ele age como um aliado multifuncional que revitaliza, refresca e prepara a pele para receber os tratamentos subsequentes. O tônico facial natural desempenha um papel central nesse contexto, oferecendo benefícios que abrangem desde a harmonização do pH cutâneo até a prevenção de oleosidade excessiva e a redução da aparência de poros dilatados. Assim, seu uso regular se traduz em uma pele mais saudável, firme e luminosa, evidenciando a importância de sua inclusão em qualquer rotina de cuidados.

A capacidade do tônico natural de equilibrar o pH da pele é um dos seus aspectos mais notáveis. Após a limpeza, a pele pode apresentar um leve desequilíbrio que, se não corrigido, pode comprometer a sua barreira protetora natural, deixando-a vulnerável a agressões externas. Com sua composição levemente ácida, o tônico auxilia na restauração desse equilíbrio, fortalecendo a barreira cutânea e mantendo a flora bacteriana saudável. Além disso, sua ação calmante e refrescante é um alívio imediato para peles sensibilizadas, oferecendo conforto e reduzindo irritações e vermelhidões, o que o torna um produto especialmente eficaz para peles sensíveis ou reativas.

Ao potencializar a absorção dos produtos aplicados posteriormente, o tônico natural assume um papel estratégico na rotina de cuidados. Ele cria uma base ideal para que hidratantes, séruns e outros tratamentos penetrem mais profundamente na pele, maximizando seus benefícios. Essa característica, combinada com a ação tonificante e revitalizante, promove uma aparência rejuvenescida, com textura uniforme e toque macio. Assim, o uso de tônicos faciais naturais, ricos em extratos vegetais e ingredientes cuidadosamente selecionados, não apenas otimiza os cuidados diários, mas também contribui para uma pele visivelmente mais equilibrada e radiante.

A tonificação da pele é uma etapa indispensável para potencializar os cuidados faciais, promovendo um equilíbrio essencial após a limpeza e esfoliação. Esse processo vai além da simples remoção de resíduos remanescentes: ele age como um aliado multifuncional que revitaliza, refresca e prepara a pele para receber os tratamentos subsequentes. O tônico facial natural desempenha um papel central nesse contexto, oferecendo benefícios que abrangem desde a harmonização do pH cutâneo até a prevenção de oleosidade excessiva e a redução da aparência de poros dilatados. Assim, seu uso regular se traduz em uma pele mais saudável, firme e luminosa, evidenciando a importância de sua inclusão em qualquer rotina de cuidados.

A capacidade do tônico natural de equilibrar o pH da pele é um dos seus aspectos mais notáveis. Após a limpeza, a pele pode apresentar um leve desequilíbrio que, se não corrigido, pode comprometer a sua barreira protetora natural, deixando-a vulnerável a agressões externas. Com sua composição levemente ácida, o tônico auxilia na restauração desse equilíbrio, fortalecendo a barreira cutânea e mantendo a flora bacteriana saudável. Além disso, sua ação calmante e refrescante é um alívio imediato para peles sensibilizadas, oferecendo conforto e reduzindo irritações e vermelhidões, o que o torna um produto especialmente eficaz para peles sensíveis ou reativas.

Ao potencializar a absorção dos produtos aplicados posteriormente, o tônico natural assume um papel estratégico na rotina de cuidados. Ele cria uma base ideal para que hidratantes, séruns e outros tratamentos penetrem mais profundamente na pele, maximizando seus benefícios. Essa característica, combinada com a ação tonificante e revitalizante, promove uma aparência rejuvenescida, com textura uniforme e toque macio. Assim, o uso de tônicos faciais naturais, ricos em extratos vegetais e ingredientes cuidadosamente selecionados, não apenas otimiza os cuidados diários, mas também contribui para uma pele visivelmente mais equilibrada e radiante.

Desenvolvimento do conteúdo:

Os benefícios do tônico facial natural são amplos e abrangem várias dimensões do cuidado com a pele.

Um dos seus principais atributos é complementar a limpeza, removendo os últimos resíduos de impurezas, maquiagem e produtos que eventualmente permanecem na pele mesmo após a lavagem. Isso garante uma sensação de pureza e prepara a superfície cutânea para as etapas seguintes. Além disso, ele é um aliado inestimável no restabelecimento do pH natural da pele. Após a limpeza, a acidez natural pode ser temporariamente afetada, mas o tônico, com seu pH levemente ácido, ajuda a corrigir essa alteração, promovendo a manutenção de uma microbiota equilibrada que protege contra agentes nocivos externos.

 Outro ponto notável é o conforto que o tônico proporciona, especialmente para peles mais sensíveis. Ingredientes calmantes e refrescantes, como extratos vegetais e hidrolatos, atuam para suavizar a irritação, reduzindo vermelhidão e inflamações. Esse efeito é particularmente benéfico para quem lida com condições de sensibilidade acentuada, criando uma sensação de frescor que ajuda a revitalizar a pele.

 Preparar a pele para os cuidados subsequentes é mais uma função essencial do tônico facial. Ao remover qualquer barreira residual, ele favorece a absorção de produtos como hidratantes e séruns, otimizando seus efeitos. Assim, a pele não apenas recebe os nutrientes necessários, mas também ganha um aspecto mais firme, uniforme e saudável, evidenciando a ação tonificante e revitalizante do produto. Em casos específicos, como peles oleosas, o tônico pode também exercer um papel adstringente, controlando a oleosidade, especialmente na zona T, e contribuindo para a prevenção de acne e brilho excessivo.

Os diferentes tipos de tônicos faciais naturais são formulados para atender a variadas necessidades da pele. Os hidratantes, por exemplo, são ricos em ingredientes como hidrolato de rosa e aloe vera, promovendo hidratação e maciez. Já os tônicos adstringentes, elaborados com hidrolato de hamamélis e óleo essencial de melaleuca, oferecem uma solução eficaz para o controle de oleosidade e poros dilatados. Para quem busca acalmar irritações, tônicos calmantes, com hidrolato de camomila e extrato de calêndula, proporcionam um cuidado delicado. Por fim, os revitalizantes, compostos por vitamina C e extrato de pepino, conferem à pele um brilho renovado e uma aparência rejuvenescida.

A escolha do tônico ideal deve ser baseada no tipo de pele e suas características específicas. Para pele normal, é interessante optar por produtos hidratantes e revitalizantes, mantendo o equilíbrio natural. Peles secas, por sua vez, se beneficiam de tônicos com alto poder de hidratação, enquanto peles oleosas encontram nos adstringentes a solução para minimizar a oleosidade e os poros dilatados. Quem possui pele mista pode explorar fórmulas que atuem tanto no controle de oleosidade quanto na hidratação. Já para as peles sensíveis, é fundamental priorizar tônicos calmantes, formulados com ingredientes suaves e livres de fragrâncias, para evitar reações adversas.

As receitas de tônicos faciais naturais são uma forma prática e econômica de integrar esses cuidados à rotina. Por exemplo, um tônico hidratante de rosa pode ser preparado simplesmente armazenando 100 ml de hidrolato de rosa em um frasco de vidro escuro com borrifador, pronto para ser aplicado no rosto limpo e seco. Para quem busca um efeito adstringente, a mistura de 100 ml de hidrolato de hamamélis com 10 gotas de óleo essencial de melaleuca é uma combinação eficaz, armazenada da mesma forma. Um tônico calmante, por sua vez, pode ser feito combinando 100 ml de hidrolato de camomila com uma colher de sopa de extrato de calêndula, promovendo alívio e conforto imediato para a pele irritada.

A aplicação correta do tônico facial também potencializa seus benefícios. Ele deve ser utilizado após a limpeza e esfoliação, quando a pele está mais receptiva. Seja com um disco de algodão ou borrifador, o produto deve ser distribuído de maneira uniforme, sempre evitando a área sensível dos olhos. E, ao contrário de outros produtos, o tônico não precisa ser enxaguado, permitindo que seus ativos sejam completamente absorvidos antes da aplicação do hidratante.

Incorporar o tônico facial natural à rotina diária é uma escolha estratégica para quem busca uma pele equilibrada e radiante. Por meio de ingredientes naturais e uma abordagem consciente, é possível alcançar resultados que promovem não apenas beleza, mas também saúde e bem-estar para a pele em longo prazo.

A prática de integrar o tônico facial natural ao cotidiano reflete um cuidado consciente e conectado às necessidades individuais da pele. Cada aplicação é uma oportunidade de restabelecer a harmonia da epiderme, reforçando suas defesas naturais e proporcionando um momento de renovação. Esse gesto simples, porém significativo, fortalece a relação com os cuidados pessoais, transformando uma rotina em um ritual de autocuidado e valorização do bem-estar.

Os benefícios do tônico facial vão além do visível, pois sua composição natural também reduz a exposição a substâncias químicas agressivas presentes em muitos cosméticos convencionais. Assim, ao optar por fórmulas baseadas em extratos vegetais, hidrolatos e óleos essenciais, promovemos não apenas a saúde da pele, mas também um impacto positivo no meio ambiente. A escolha por ingredientes naturais é um reflexo de uma abordagem sustentável que beneficia tanto a pele quanto o planeta.

Ao final, o tônico facial natural destaca-se como uma peça essencial no mosaico de cuidados com a pele, unindo funcionalidade, simplicidade e eficácia. Sua versatilidade e ampla gama de benefícios fazem dele um aliado indispensável, independentemente do tipo ou condição da pele. Incorporá-lo à rotina é garantir que cada etapa do cuidado seja potencializada, refletindo-se em uma pele equilibrada, revitalizada e cheia de vida.

Capítulo 12
Olheiras e Bolsas

A região ao redor dos olhos é especialmente vulnerável aos efeitos do tempo, das condições externas e dos hábitos cotidianos, exigindo cuidados específicos para preservar sua aparência saudável e minimizar sinais indesejados, como olheiras e bolsas. Esses sinais são frequentemente resultado de fatores como cansaço, predisposição genética, envelhecimento ou até desequilíbrios no estilo de vida. Embora sejam comuns, eles podem ser atenuados por meio de práticas simples e consistentes, associadas a ingredientes naturais que acalmam, revitalizam e descongestionam essa área sensível. A atenção adequada a esses aspectos não apenas melhora a aparência, mas também contribui para um semblante mais descansado e confiante.

As olheiras, caracterizadas pelo tom escurecido ao redor dos olhos, muitas vezes refletem a interação de vasos sanguíneos visíveis sob a pele fina ou a hiperpigmentação desencadeada por exposição solar ou envelhecimento. Já as bolsas, manifestadas como inchaço sob os olhos, frequentemente resultam da retenção de líquidos, redução da elasticidade cutânea ou inflamação. Apesar de suas causas multifatoriais, tanto as olheiras quanto as bolsas podem ser tratadas com métodos acessíveis, como compressas frias, massagens suaves e fórmulas naturais que combinam óleos vegetais, extratos botânicos e antioxidantes. Esses elementos ajudam a melhorar a circulação local, reduzir a inflamação e nutrir profundamente a pele.

Adotar hábitos que promovam o equilíbrio do organismo também é essencial para cuidar dessa área tão delicada. Uma boa hidratação, noites de sono reparadoras e uma alimentação rica em nutrientes são pilares para prevenir e minimizar esses sinais. Por outro lado, a proteção contra a radiação solar e a redução do consumo de substâncias como álcool e cafeína complementam essas medidas, evitando fatores que acentuam o desgaste da pele ao redor dos olhos. Dessa forma, o cuidado regular e consciente, aliado ao uso de alternativas naturais, transforma a abordagem de tratamento de olheiras e bolsas em uma rotina eficaz e restauradora, promovendo um olhar renovado e vibrante.

A região ao redor dos olhos é especialmente vulnerável aos efeitos do tempo, das condições externas e dos hábitos cotidianos, exigindo cuidados específicos para preservar sua aparência saudável e minimizar sinais indesejados, como olheiras e bolsas. Esses sinais são frequentemente resultado de fatores como cansaço, predisposição genética, envelhecimento ou até desequilíbrios no estilo de vida. Embora sejam comuns, eles podem ser atenuados por meio de práticas simples e consistentes, associadas a ingredientes naturais que acalmam, revitalizam e descongestionam essa área sensível. A atenção adequada a esses aspectos não apenas melhora a aparência, mas também contribui para um semblante mais descansado e confiante.

As olheiras, caracterizadas pelo tom escurecido ao redor dos olhos, muitas vezes refletem a interação de vasos sanguíneos visíveis sob a pele fina ou a hiperpigmentação desencadeada por exposição solar ou envelhecimento. Já as bolsas, manifestadas como inchaço sob os olhos, frequentemente resultam da retenção de líquidos, redução da elasticidade cutânea ou inflamação. Apesar de suas causas multifatoriais, tanto as olheiras quanto as bolsas podem ser tratadas com métodos acessíveis, como compressas frias, massagens suaves e fórmulas naturais que combinam óleos vegetais, extratos botânicos e antioxidantes. Esses elementos ajudam a melhorar a circulação local, reduzir a inflamação e nutrir profundamente a pele.

Desenvolvimento do conteúdo:

A origem das olheiras e bolsas é bastante diversificada e depende de fatores como genética, estilo de vida e saúde geral. No caso das olheiras, sua coloração pode variar de tons arroxeados a acastanhados, dependendo da espessura da pele e da presença de vasos sanguíneos ou pigmentação. Em pessoas com predisposição genética, a pele ao redor dos olhos é mais fina e transparente, tornando os vasos sanguíneos mais visíveis e criando a aparência escurecida. Já o cansaço, noites mal dormidas e estresse prejudicam a circulação sanguínea na área, facilitando o acúmulo de líquidos e toxinas que acentuam esses sinais.

As bolsas, por outro lado, são frequentemente associadas à retenção de líquidos ou à perda de elasticidade da pele, que se torna mais evidente com o passar dos anos. A exposição solar excessiva sem proteção pode agravar tanto as olheiras quanto as bolsas, estimulando a produção de melanina e levando ao aparecimento de manchas. Além disso, hábitos alimentares inadequados, como o consumo excessivo de sódio e alimentos processados, contribuem significativamente para o inchaço na região, assim como alergias, que podem causar inflamações locais.

A adoção de cuidados específicos para a pele ao redor dos olhos é essencial para lidar com esses problemas. A limpeza suave é o primeiro passo, pois remove resíduos e maquiagem sem agredir a pele. Produtos delicados, como água micelar ou óleo vegetal de jojoba, são ideais para essa área sensível. A hidratação também desempenha um papel crucial, e o uso de cremes específicos para os olhos, com texturas leves e ingredientes nutritivos, ajuda a manter a elasticidade e o viço da pele.

Além disso, a proteção solar não deve ser negligenciada. Aplicar protetores solares formulados para a área dos olhos protege a pele contra a radiação UV e previne o envelhecimento precoce. Outro cuidado simples e eficaz é a massagem suave na região, que estimula a circulação sanguínea e a drenagem linfática, diminuindo o inchaço. Compressas frias, como rodelas de pepino ou chá de camomila gelado, são ótimas para acalmar a pele e reduzir a inflamação.

Receitas naturais oferecem soluções práticas e econômicas para tratar olheiras e bolsas. Por exemplo, um **creme de rosa mosqueta e camomila** combina propriedades hidratantes e calmantes. Para prepará-lo, basta derreter meia colher de chá de cera de abelha em banho-maria e misturá-la com uma colher de sopa de óleo de rosa mosqueta e hidrolato de camomila. O creme deve ser armazenado em um pequeno recipiente limpo e aplicado à noite, com suaves movimentos circulares.

As compressas de chá verde são outra opção eficaz. O chá verde, conhecido por suas propriedades antioxidantes e descongestionantes, ajuda a reduzir o inchaço e as olheiras. Para utilizá-lo, basta preparar o chá, deixar esfriar e aplicar os sachês sobre os olhos fechados por cerca de 15 minutos. Já uma máscara de pepino e batata combina as propriedades calmantes e refrescantes desses ingredientes. A mistura é feita ralando meio pepino e meia batata crua, aplicando a pasta diretamente sobre os olhos fechados.

Algumas práticas diárias podem ser incorporadas para prevenir e tratar esses sinais. Dormir entre 7 e 8 horas por noite é fundamental para evitar o cansaço e o estresse que agravam olheiras e bolsas. Uma alimentação equilibrada, rica em vitaminas e minerais, favorece a saúde da pele e reduz a retenção de líquidos. O consumo moderado de álcool e cafeína também é importante, já que ambas as substâncias podem desidratar o corpo e intensificar os problemas.

Beber bastante água é outra medida essencial, pois ajuda a eliminar toxinas e mantém a pele hidratada.

Durante o sono, elevar a cabeça com um travesseiro extra pode evitar o acúmulo de líquidos na região dos olhos. Além disso, o uso de óculos de sol com proteção UV protege a pele ao redor dos olhos dos danos causados pelo sol.

Quando os cuidados caseiros não forem suficientes para reduzir significativamente olheiras e bolsas, é recomendável buscar a orientação de um médico ou dermatologista. Em casos onde esses sinais persistem, podem estar relacionados a condições de saúde subjacentes, como anemia ou problemas renais, que requerem tratamento especializado.

Cuidar da área dos olhos é um gesto que vai além da estética, promovendo saúde e bem-estar. Adotar práticas cotidianas que envolvam limpeza suave, hidratação adequada, proteção solar e uso de tratamentos naturais não só minimiza os sinais de cansaço, mas também fortalece a pele delicada dessa região. Com consistência e atenção aos detalhes, é possível restaurar o frescor do olhar e promover uma aparência mais leve e rejuvenescida.

A atenção à região dos olhos não se limita apenas ao combate a olheiras e bolsas, mas também envolve a construção de uma relação de cuidado contínuo com essa área delicada. Cada gesto, seja a aplicação de um creme ou a realização de uma massagem suave, é uma oportunidade de fortalecer a conexão com o próprio corpo e cultivar hábitos que refletem diretamente na aparência e no bem-estar geral. Assim, além dos resultados visíveis, há um ganho de confiança e uma sensação de autocuidado que transcende os benefícios estéticos.

Investir em soluções naturais e práticas simples não apenas potencializa os resultados, mas também resgata a simplicidade dos rituais de cuidado pessoal. Ingredientes como chá verde, pepino e rosa mosqueta revelam o poder de elementos acessíveis e sustentáveis, promovendo a saúde da pele enquanto minimizam impactos ambientais. Esse equilíbrio entre eficácia e respeito ao meio ambiente é um convite à reflexão sobre a escolha consciente de produtos e métodos que integram saúde e sustentabilidade.

Conforme se constrói uma rotina focada na região dos olhos, fica evidente que a consistência e o respeito às necessidades da pele são pilares para alcançar resultados duradouros. Um olhar revitalizado e luminoso não é apenas reflexo de técnicas e produtos aplicados, mas também de uma dedicação contínua que valoriza o cuidado integral do corpo. Esse caminho de atenção e carinho transforma a abordagem dos cuidados diários em uma celebração da própria essência, com a promessa de um semblante renovado e vibrante.

Capítulo 13
Acne Naturalmente

A acne é uma manifestação comum da pele que reflete um conjunto de fatores internos e externos interligados, influenciando significativamente a aparência e a saúde emocional de quem a enfrenta. Embora frequentemente associada à adolescência, essa condição pode ocorrer em qualquer etapa da vida, sendo marcada por lesões como cravos, espinhas e, nos casos mais severos, nódulos e cistos. Esses sinais resultam de uma combinação de desequilíbrios hormonais, excesso de oleosidade, obstrução dos poros e a ação de bactérias que se proliferam em ambientes propícios. Além de representar um incômodo estético, a acne pode ser agravada por práticas inadequadas, tornando imprescindível uma abordagem cuidadosa e eficaz.

Os cuidados com a pele acneica começam com a limpeza adequada, que deve ser realizada com produtos suaves, capazes de remover impurezas sem causar ressecamento ou irritação. A esfoliação periódica também desempenha um papel vital, ajudando a prevenir a obstrução dos poros, desde que seja feita com moderação para evitar inflamações adicionais. Além disso, a tonificação com fórmulas naturais que acalmam e equilibram a produção de sebo complementa a rotina, enquanto a hidratação, com produtos leves e livres de óleos, preserva a barreira protetora da pele. O uso regular de protetor solar é igualmente crucial, já que a exposição aos raios UV pode intensificar a inflamação e causar manchas, tornando o tratamento ainda mais desafiador.

A integração de soluções naturais potencializa o cuidado com a pele acneica, aproveitando as propriedades terapêuticas de ingredientes como argila verde, óleo essencial de melaleuca e aloe vera. Esses componentes oferecem uma ação combinada contra a oleosidade excessiva, inflamação e proliferação bacteriana, promovendo um tratamento eficaz e menos agressivo. Além disso, mudanças no estilo de vida, como manter uma alimentação equilibrada, rica em antioxidantes e pobre em alimentos inflamatórios, aliados à ingestão adequada de água, desempenham um papel complementar essencial. Assim, um plano abrangente que une cosmética natural, hábitos saudáveis e acompanhamento dermatológico garante uma pele mais saudável e uma melhora significativa nos aspectos visuais e emocionais da acne.

A acne é uma manifestação comum da pele que reflete um conjunto de fatores internos e externos interligados, influenciando significativamente a aparência e a saúde emocional de quem a enfrenta. Embora frequentemente associada à adolescência, essa condição pode ocorrer em qualquer etapa da vida, sendo marcada por lesões como cravos, espinhas e, nos casos mais severos, nódulos e cistos. Esses sinais resultam de uma combinação de desequilíbrios hormonais, excesso de oleosidade, obstrução dos poros e a ação de bactérias que se proliferam em ambientes propícios. Além de representar um incômodo estético, a acne pode ser agravada por práticas inadequadas, tornando imprescindível uma abordagem cuidadosa e eficaz.

Os cuidados com a pele acneica começam com a limpeza adequada, que deve ser realizada com produtos suaves, capazes de remover impurezas sem causar ressecamento ou irritação. A esfoliação periódica também desempenha um papel vital, ajudando a prevenir a obstrução dos poros, desde que seja feita com moderação para evitar inflamações adicionais. Além disso, a tonificação com fórmulas naturais que acalmam e equilibram a produção de sebo complementa a rotina, enquanto a hidratação, com produtos leves e livres de óleos, preserva a barreira protetora da pele. O uso regular de protetor solar é igualmente crucial, já que a exposição aos raios UV pode intensificar a inflamação e causar manchas, tornando o tratamento ainda mais desafiador.

Embora existam inúmeros tratamentos convencionais para a acne, a cosmética natural oferece uma abordagem mais suave e eficaz, aproveitando o potencial de ingredientes com propriedades terapêuticas. A acne, que surge a partir de processos como a inflamação das glândulas sebáceas e dos folículos pilosos, tem causas bem definidas que, ao serem compreendidas, possibilitam tratamentos mais direcionados.

Uma das principais causas da acne é o **excesso de oleosidade**, que pode ser desencadeado por alterações hormonais, predisposição genética e fatores ambientais. Esse excesso de sebo cria um ambiente propício para a proliferação de bactérias, como a *Propionibacterium acnes* (P. acnes), que é naturalmente presente na pele. Quando os poros estão obstruídos pelo acúmulo de células mortas e impurezas, essa bactéria encontra um meio ideal para crescer, desencadeando inflamação e as lesões características da acne, como espinhas e cravos.

    Os diferentes tipos de acne variam em gravidade. A **acne comedoniana** é marcada por cravos, que podem ser abertos (pontos pretos) ou fechados (pontos brancos). Já a **acne papulopustulosa** inclui pápulas avermelhadas e pústulas contendo pus, indicando inflamação mais intensa. Nos casos mais graves, a **acne nódulo-cística** apresenta nódulos grandes, dolorosos e lesões profundas, exigindo cuidados mais especializados.

    Cuidar da pele acneica exige uma rotina específica, iniciando pela limpeza suave. Lavar o rosto duas vezes ao dia, pela manhã e à noite, com um produto específico para pele acneica, ajuda a remover o excesso de oleosidade sem ressecar ou irritar a pele. A esfoliação, realizada uma ou duas vezes por semana, é essencial para desobstruir os poros, mas deve ser feita com moderação para evitar agravamento da inflamação. Ingredientes naturais como aveia, que possui propriedades calmantes, podem ser incorporados para esfoliar de forma eficaz e delicada.

    Após a limpeza, a tonificação é indispensável. Um tônico adstringente formulado com ingredientes como hidrolato de hamamélis e óleo essencial de melaleuca ajuda a controlar a oleosidade e reduzir a aparência dos poros. Além disso, a hidratação é uma etapa crucial, mesmo para peles oleosas. Hidratantes oil-free, com textura leve, ajudam a preservar a barreira cutânea sem obstruir os poros.

A proteção solar é um aspecto frequentemente negligenciado, mas fundamental no manejo da acne. A exposição ao sol pode exacerbar a inflamação e deixar manchas difíceis de tratar. Usar um protetor solar leve e específico para pele acneica diariamente é uma forma de prevenir danos adicionais.

Além dos cuidados tópicos, a alimentação desempenha um papel importante. Consumir uma dieta rica em frutas, vegetais e alimentos anti-inflamatórios, enquanto se evita produtos processados e ricos em açúcares e gorduras, contribui para melhorar a saúde da pele. A ingestão adequada de água também auxilia na eliminação de toxinas, enquanto evitar o consumo excessivo de laticínios e alimentos com alto índice glicêmico pode reduzir surtos de acne.

Receitas naturais para o cuidado com a acne oferecem soluções acessíveis e eficazes. Uma máscara facial de argila verde, por exemplo, é simples de preparar. Basta misturar duas colheres de sopa de argila verde em pó com água filtrada ou hidrolato de hamamélis até formar uma pasta cremosa. Aplicada ao rosto limpo e seco, a máscara deve agir por 15 a 20 minutos antes de ser removida com água morna. A argila verde, com suas propriedades purificantes e anti-inflamatórias, ajuda a controlar a oleosidade e a reduzir as lesões de acne.

Outra solução prática é o tônico facial de melaleuca. Misture 100 ml de hidrolato de hamamélis com 10 gotas de óleo essencial de melaleuca e armazene em um frasco de vidro escuro com borrifador. Aplicado após a limpeza, esse tônico ajuda a combater bactérias e acalmar a inflamação. Para um cuidado pontual, o gel secativo de melaleuca é ideal. Misture uma colher de sopa de gel de aloe vera com duas gotas de óleo essencial de melaleuca e aplique diretamente sobre as espinhas antes de dormir. O aloe vera, com sua ação cicatrizante, complementa a eficácia antibacteriana do óleo essencial.

Incorporar um esfoliante natural de aveia e mel também é uma opção prática e nutritiva para a pele. Misture duas colheres de sopa de aveia em flocos finos com uma colher de sopa de mel até obter uma pasta. Massageie suavemente no rosto úmido e enxágue com água morna. A aveia remove células mortas enquanto acalma a pele, e o mel fornece hidratação e propriedades antibacterianas.

Uma abordagem abrangente que inclui cuidados tópicos, mudanças no estilo de vida e o uso de cosmética natural pode transformar a forma como a acne é tratada. O compromisso com uma rotina consistente e adaptada às necessidades individuais resulta em uma pele mais equilibrada, saudável e livre de acne, promovendo não apenas uma melhora estética, mas também emocional, com maior confiança e bem-estar.

A busca por soluções naturais para a acne transcende a simples preocupação com a aparência, conectando práticas de cuidado à valorização da saúde e do equilíbrio geral do corpo. A combinação de ingredientes botânicos e mudanças no estilo de vida reafirma o poder da natureza como aliada na promoção de uma pele saudável e na redução das lesões causadas pela acne. Além disso, essa abordagem incentiva o autoconhecimento e a paciência, lembrando que os resultados visíveis surgem da persistência e do respeito ao próprio ritmo de cura.

O manejo da acne com cosmética natural também abre espaço para a redescoberta de rituais simples, porém eficazes, como a aplicação de máscaras de argila e o uso de tônicos caseiros. Esses momentos de autocuidado têm o potencial de transformar a relação com a pele, estabelecendo uma rotina que não apenas trata, mas também previne os desafios futuros. Essa harmonia entre o que é aplicado externamente e as mudanças internas, como alimentação e hidratação, ressalta o quanto um cuidado integrado pode impactar positivamente a saúde da pele.

Por fim, o caminho para uma pele livre de acne não é apenas sobre eliminar imperfeições, mas também sobre cultivar hábitos que refletem no bem-estar geral. Ao integrar o conhecimento sobre os benefícios da natureza com uma visão ampla e cuidadosa do corpo, é possível alcançar uma pele equilibrada e uma relação mais confiante com a própria imagem. Esse processo, além de restaurar a saúde cutânea, reforça o valor de práticas conscientes que celebram a individualidade e o respeito por si mesmo.

Capítulo 14
Manchas na Pele

Manchas na pele representam um desafio comum para muitas pessoas, refletindo alterações na pigmentação que podem variar em intensidade e origem. Essas alterações, frequentemente associadas à exposição solar, envelhecimento, processos inflamatórios ou alterações hormonais, afetam a uniformidade do tom da pele e, em alguns casos, influenciam diretamente na autoestima. Por mais diversas que sejam suas causas, a abordagem correta pode reduzir significativamente sua aparência, promovendo uma pele mais uniforme, luminosa e saudável. A cosmética natural oferece alternativas suaves e eficazes, explorando os benefícios de ingredientes como argila, óleos vegetais e antioxidantes, que clareiam e revitalizam sem agredir a pele.

A prevenção é o primeiro passo no cuidado com as manchas, sendo a proteção solar diária uma das estratégias mais importantes. A exposição aos raios UV, mesmo em dias nublados, é a principal responsável pelo aumento da produção de melanina, o pigmento que, quando acumulado de forma irregular, dá origem às manchas. Além disso, hábitos como evitar o sol em horários de pico e utilizar chapéus e roupas que bloqueiem a radiação ultravioleta complementam a proteção tópica. Paralelamente, adotar uma dieta rica em antioxidantes, como vitamina C e E, fortalece a pele de dentro para fora, ajudando a combater os radicais livres que aceleram o envelhecimento e favorecem a hiperpigmentação.

A uniformização do tom da pele pode ser alcançada com o uso de tratamentos naturais que possuem propriedades regeneradoras e clareadoras. Ingredientes como a argila branca, conhecida por seu efeito suavizante e iluminador, e o óleo de rosa mosqueta, um poderoso regenerador celular, são aliados potentes contra diferentes tipos de manchas, como as de acne, melasma e manchas senis. Ao integrar esses tratamentos a uma rotina de cuidados que inclui limpeza adequada, hidratação equilibrada e uso de protetor solar, é possível reduzir gradualmente a aparência das manchas e prevenir o surgimento de novas. Essa abordagem holística, combinando proteção, nutrição e tratamento direcionado, proporciona resultados eficazes e duradouros, promovendo uma pele visivelmente mais uniforme e revitalizada.

Manchas na pele representam um desafio comum para muitas pessoas, refletindo alterações na pigmentação que podem variar em intensidade e origem. Essas alterações, frequentemente associadas à exposição solar, envelhecimento, processos inflamatórios ou alterações hormonais, afetam a uniformidade do tom da pele e, em alguns casos, influenciam diretamente na autoestima. Por mais diversas que sejam suas causas, a abordagem correta pode reduzir significativamente sua aparência, promovendo uma pele mais uniforme, luminosa e saudável. A cosmética natural oferece alternativas suaves e eficazes, explorando os benefícios de ingredientes como argila, óleos vegetais e antioxidantes, que clareiam e revitalizam sem agredir a pele.

    A prevenção é o primeiro passo no cuidado com as manchas, sendo a proteção solar diária uma das estratégias mais importantes. A exposição aos raios UV, mesmo em dias nublados, é a principal responsável pelo aumento da produção de melanina, o pigmento que, quando acumulado de forma irregular, dá origem às manchas. Além disso, hábitos como evitar o sol em horários de pico e utilizar chapéus e roupas que bloqueiem a radiação ultravioleta complementam a proteção tópica. Paralelamente, adotar uma dieta rica em antioxidantes, como vitamina C e E, fortalece a pele de dentro para fora, ajudando a combater os radicais livres que aceleram o envelhecimento e favorecem a hiperpigmentação.

    A cosmética natural apresenta um conjunto abrangente de soluções para uniformizar o tom da pele e minimizar as manchas. Entre os tipos mais comuns, o melasma se destaca como uma condição desafiadora. Essas manchas escuras, geralmente localizadas em áreas como testa, bochechas, nariz e queixo, têm forte ligação com fatores hormonais e exposição solar, além de predisposição genética. O tratamento natural pode ajudar a suavizá-las gradualmente, protegendo e regenerando a pele. As sardas, por sua vez, têm uma origem genética, mas sua intensidade aumenta com a exposição ao sol, sendo essencial o uso diário de protetor solar.

Manchas senis, que aparecem com o envelhecimento, são causadas pelo acúmulo de melanina ao longo do tempo em áreas frequentemente expostas, como rosto, mãos e braços. Essas manchas respondem bem a ingredientes clareadores suaves, como a argila branca. Já as manchas de acne e hipercromia pós-inflamatória, resultantes de processos inflamatórios, surgem do excesso de melanina na área lesionada e podem ser tratadas com ingredientes antioxidantes e regeneradores.

As causas das manchas são diversas, mas a exposição solar excessiva é a principal vilã. Os raios UV estimulam a produção de melanina, essencial para proteger a pele, mas quando em excesso, levam ao surgimento de manchas. Alterações hormonais também desempenham um papel importante, especialmente em condições como o melasma, que é exacerbado durante a gravidez ou com o uso de anticoncepcionais. Outros fatores, como envelhecimento e inflamações, agravam o quadro, enquanto a predisposição genética determina a intensidade e frequência dessas alterações.

A prevenção é a chave para minimizar o aparecimento de manchas. Usar protetor solar diariamente, com fator de proteção 30 ou superior, é indispensável. A reaplicação a cada duas horas, especialmente após nadar ou suar, potencializa os efeitos. Além disso, evitar a exposição ao sol entre 10h e 16h e usar acessórios como chapéus e óculos de sol ajudam a proteger a pele. A alimentação também desempenha um papel importante: incluir alimentos ricos em antioxidantes, como frutas cítricas, folhas verdes e nozes, auxilia no combate aos radicais livres.

Para tratar as manchas já existentes, receitas naturais oferecem soluções acessíveis e eficazes. A **máscara clareadora de argila branca** é um exemplo prático e poderoso. Para prepará-la, misture duas colheres de sopa de argila branca com uma colher de sopa de hidrolato de rosa e cinco gotas de óleo essencial de lavanda, formando uma pasta cremosa. Aplicada no rosto limpo, a máscara age por 15 a 20 minutos, ajudando a clarear e suavizar a pele.

Outra opção é o **sérum clareador de vitamina C**, preparado com uma colher de sopa de óleo vegetal de rosa mosqueta e meia colher de chá de vitamina C em pó. Armazenado em um frasco de vidro escuro, ele deve ser aplicado à noite, antes de dormir. A vitamina C, com suas propriedades antioxidantes, reduz manchas e promove a regeneração da pele. Já o **óleo clareador de rosa mosqueta** pode ser usado diretamente nas áreas afetadas, sendo massageado suavemente à noite, antes de dormir, para estimular a regeneração celular.

Ao adotar esses tratamentos, é fundamental realizar um teste de sensibilidade antes do uso para evitar reações adversas. Como produtos clareadores podem aumentar a sensibilidade da pele ao sol, devem ser usados à noite e sempre acompanhados de proteção solar durante o dia. Além disso, os resultados podem levar semanas ou meses para se tornarem visíveis, exigindo paciência e consistência.

Integrar essas práticas naturais a uma rotina de cuidados que inclua proteção solar, alimentação saudável e hidratação regular proporciona uma pele mais uniforme e saudável. Se as manchas persistirem ou se agravarem, a consulta com um dermatologista é recomendada para investigar as causas e personalizar o tratamento. Cuidar da pele não é apenas uma questão estética, mas um ato de bem-estar e autoaceitação que promove confiança e saúde duradoura.

Manter a pele saudável e uniforme é um reflexo de cuidados contínuos e escolhas conscientes, onde a combinação de prevenção, tratamentos naturais e mudanças no estilo de vida desempenha um papel crucial. Ao incorporar soluções como máscaras de argila branca, séruns de vitamina C e óleos regeneradores, é possível promover resultados que não apenas suavizam manchas, mas também nutrem e revitalizam a pele como um todo. Essa abordagem harmoniosa resgata a essência do autocuidado, valorizando cada etapa do processo.

Além dos tratamentos tópicos, é essencial lembrar que o estado da pele reflete a saúde do corpo como um todo. Uma dieta equilibrada, rica em antioxidantes, aliada à ingestão adequada de água, fortalece a pele internamente, complementando os cuidados externos. Esses hábitos não apenas ajudam a prevenir novas manchas, mas também criam um ambiente propício à regeneração celular, promovendo resultados duradouros e um aspecto luminoso e vibrante.

O cuidado com as manchas na pele não é um compromisso temporário, mas um investimento a longo prazo no bem-estar e na autoestima. Adotar práticas consistentes e naturais, alinhadas às necessidades individuais, proporciona benefícios que vão além da aparência. Essa jornada, pautada pela paciência e pela dedicação, transforma a relação com a própria pele, reafirmando o poder de escolhas conscientes e gentis que promovem equilíbrio e confiança.

Capítulo 15
Rejuvenescimento Facial

O envelhecimento da pele reflete um processo natural que, embora inevitável, pode ser significativamente retardado com cuidados consistentes e estratégias preventivas. À medida que os anos passam, alterações internas e externas moldam a aparência da pele, sendo mais evidente a redução de colágeno e elastina, que compromete a firmeza e elasticidade. Além disso, fatores como exposição ao sol, poluição, estresse, má alimentação e hábitos nocivos, como o tabagismo, aceleram os sinais do tempo, resultando em rugas, linhas de expressão, manchas e ressecamento. Apesar disso, uma abordagem combinando hábitos saudáveis e cosméticos naturais permite preservar a vitalidade da pele e promover uma aparência mais jovem e equilibrada.

A proteção solar diária é um dos pilares da prevenção do envelhecimento precoce. Os raios UV, ao atingirem a pele, estimulam a degradação de colágeno e elastina, além de gerar radicais livres, moléculas instáveis que aceleram os danos celulares. Usar protetor solar adequado, combinado com barreiras físicas como chapéus e roupas de proteção, reduz significativamente esses efeitos. Paralelamente, uma rotina que inclua a limpeza, tonificação e hidratação da pele mantém sua barreira protetora intacta, promovendo renovação celular e melhorando a textura e o brilho natural.

    Os benefícios da cosmética natural, que integra antioxidantes, óleos vegetais e ingredientes regeneradores, são um destaque nesse cuidado. Substâncias como o óleo de rosa mosqueta, conhecido por sua capacidade de estimular a regeneração celular, e a vitamina C, um potente antioxidante, são particularmente eficazes em minimizar linhas finas, melhorar a luminosidade e uniformizar o tom da pele. Máscaras e séruns naturais, preparados com elementos como aloe vera e argila branca, oferecem hidratação profunda e combate ao ressecamento, promovendo uma pele mais viçosa e elástica. Assim, ao aliar esses cuidados a um estilo de vida equilibrado e ao acompanhamento dermatológico, é possível prolongar a juventude da pele e desfrutar de uma aparência saudável e radiante.

    A cosmética natural apresenta uma abordagem delicada e ao mesmo tempo eficiente para promover o rejuvenescimento facial, valorizando ingredientes com propriedades que não só tratam, mas também previnem os sinais do envelhecimento. Por meio de elementos antioxidantes, hidratantes, regeneradores e nutritivos, é possível obter uma pele mais firme, lisa, luminosa e com um aspecto visivelmente rejuvenescido. Essa abordagem compreende tanto o entendimento das causas do envelhecimento quanto a aplicação de cuidados específicos e personalizados.

 O processo de envelhecimento da pele é intrincado, combinando fatores intrínsecos e extrínsecos que afetam sua aparência e saúde ao longo do tempo. Os fatores intrínsecos, como genética e o avanço cronológico, desempenham um papel inevitável, determinando a estrutura básica da pele e sua capacidade de produzir colágeno e elastina. A genética, por exemplo, é responsável por traços como a predisposição à flacidez ou à formação precoce de linhas de expressão, enquanto o passar dos anos naturalmente reduz a firmeza e elasticidade, resultando em rugas e alterações na textura.

 Por outro lado, os fatores extrínsecos, que incluem a exposição ao sol, poluição, tabagismo, alimentação inadequada, estresse e privação de sono, são responsáveis por acelerar esse processo natural. A radiação ultravioleta é particularmente prejudicial, provocando danos celulares profundos e a degradação das fibras de colágeno e elastina, o que leva à formação de manchas e rugas. A poluição ambiental contribui gerando radicais livres que danificam a pele, enquanto o tabagismo diminui a oxigenação e a circulação sanguínea, amplificando os sinais de envelhecimento. Uma dieta rica em açúcar e alimentos processados, somada ao estresse crônico e à falta de sono, também compromete a renovação celular e a saúde cutânea.

 Prevenir o envelhecimento precoce requer uma abordagem multifacetada, começando pela proteção solar diária. O uso de protetores solares com FPS 30 ou superior, aplicados mesmo em dias nublados e reaplicados a cada duas horas, é fundamental. Além disso, evitar a exposição ao sol nos horários de pico, entre 10h e 16h, e adotar o uso de chapéus, roupas leves e óculos de sol ajuda a minimizar os danos causados pelos raios UV. Paralelamente, uma alimentação rica em frutas, legumes e verduras, combinada com a ingestão adequada de água, é indispensável para fornecer os nutrientes necessários à regeneração da pele e eliminar toxinas.

A manutenção de uma rotina de cuidados básicos, como limpeza e hidratação com produtos suaves, completa a base dessa prevenção. Essas práticas, somadas ao abandono do tabagismo, ao controle do estresse por meio de técnicas como yoga ou meditação e a uma boa qualidade de sono, proporcionam um ambiente propício à regeneração celular e à preservação da juventude da pele.

Entre os tratamentos naturais, as receitas caseiras se destacam pela simplicidade e eficácia. Um sérum facial rejuvenescedor feito com óleo de rosa mosqueta e vitamina C, por exemplo, é uma alternativa poderosa para estimular a renovação celular e combater os radicais livres. Basta misturar uma colher de sopa de óleo vegetal de rosa mosqueta com meia colher de chá de vitamina C em pó, armazenando o produto em um frasco de vidro escuro. Aplicado à noite no rosto limpo, o sérum auxilia na recuperação da firmeza e luminosidade da pele.

Outra solução é a máscara facial de argila branca e aloe vera, que combina duas colheres de sopa de argila com a mesma quantidade de gel de aloe vera e uma colher de chá de mel. Esse preparo forma uma pasta cremosa, ideal para ser aplicada no rosto limpo, permanecendo por 15 a 20 minutos antes de ser removida com água morna. A argila, com suas propriedades purificantes, aliada à hidratação do aloe vera e do mel, proporciona uma sensação de frescor e revitalização.

Já o creme de abacate e óleo de argan é especialmente indicado para hidratar profundamente e restaurar a elasticidade. Preparado com um quarto de abacate maduro amassado, uma colher de sopa de óleo de argan e uma colher de chá de mel, deve ser aplicado com movimentos suaves até sua total absorção, oferecendo resultados visíveis com o uso regular.

Essas receitas podem ser potencializadas por práticas adicionais, como a massagem facial e a ginástica para os músculos do rosto, que estimulam a circulação sanguínea e a produção de colágeno. Movimentos circulares e ascendentes, realizados diariamente, não apenas tonificam a pele, mas também ajudam a aliviar tensões, enquanto exercícios específicos retardam a flacidez.

O uso contínuo de cosméticos naturais, escolhidos de acordo com as necessidades individuais, também é uma maneira eficaz de prolongar os resultados. Ingredientes como a rosa mosqueta, a vitamina C, a aloe vera e a argila branca possuem propriedades regeneradoras e antioxidantes comprovadas, sendo aliados poderosos na manutenção da saúde cutânea. No entanto, é fundamental buscar a orientação de um dermatologista, que poderá avaliar a pele e sugerir estratégias personalizadas para otimizar os cuidados.

Portanto, o rejuvenescimento facial não é um evento isolado, mas sim um compromisso diário com a própria saúde e bem-estar. Ao combinar hábitos saudáveis, tratamentos naturais e suporte profissional, é possível não apenas retardar os sinais de envelhecimento, mas também cultivar uma pele radiante e cheia de vitalidade, refletindo uma beleza que transcende o tempo.

O rejuvenescimento facial vai além de apenas preservar a aparência jovem; ele celebra o cuidado consigo mesmo, transformando rotinas diárias em rituais que nutrem a pele e o espírito. Ao integrar soluções naturais como máscaras de argila e séruns antioxidantes a um estilo de vida equilibrado, cria-se uma base sólida para a saúde cutânea. Esses passos simples, porém eficazes, não apenas retardam os sinais do tempo, mas também promovem uma sensação renovada de confiança e bem-estar.

A consistência é o elemento-chave nessa jornada. Escolher produtos e práticas que respeitem as necessidades individuais da pele, como massagens faciais que ativam a circulação e receitas naturais repletas de nutrientes, reforça a conexão entre o cuidado externo e o interno. Além disso, hábitos como proteção solar, uma dieta rica em antioxidantes e a hidratação regular garantem que cada esforço seja sustentado por bases saudáveis e duradouras.

A pele, ao longo do tempo, conta histórias de vida, e cuidar dela é um gesto de respeito por essas narrativas. Com paciência, dedicação e escolhas conscientes, é possível criar uma rotina que não apenas combate os efeitos do tempo, mas também valoriza a individualidade e a vitalidade que só a experiência pode trazer. Este é o verdadeiro propósito do rejuvenescimento: uma pele que não apenas reflete juventude, mas também equilíbrio e alegria.

Capítulo 16
Proteção Solar Natural

A exposição à luz solar é uma parte essencial da vida humana, pois desempenha um papel fundamental na síntese de vitamina D e contribui para o equilíbrio do bem-estar físico e emocional. No entanto, o contato direto e prolongado com os raios solares sem a devida proteção pode desencadear uma série de danos à pele, que vão desde queimaduras temporárias até consequências mais graves, como o envelhecimento precoce e o aumento significativo no risco de câncer de pele. Nesse contexto, proteger a pele de forma consciente, utilizando recursos eficazes e seguros, torna-se uma prioridade indispensável para preservar tanto a saúde quanto a aparência ao longo do tempo.

A luz solar emite raios ultravioleta (UV), classificados em UVA e UVB, que impactam diretamente a pele. Enquanto os raios UVA penetram mais profundamente, causando envelhecimento e danos cumulativos ao colágeno, os UVB são os principais responsáveis pelas queimaduras solares e mutações celulares que podem levar ao câncer. A conscientização sobre esses efeitos é crucial para estimular a adoção de medidas preventivas, como o uso de barreiras físicas e químicas, além de uma reavaliação do papel da cosmética natural. Ingredientes naturais com propriedades fotoprotetoras emergem como alternativas promissoras aos produtos convencionais, oferecendo benefícios sem comprometer a saúde da pele ou o meio ambiente.

Adotar hábitos preventivos não significa apenas aplicar protetor solar de forma rotineira, mas também abraçar uma abordagem mais ampla que inclui a escolha de produtos seguros, a proteção mecânica, como roupas e acessórios, e a exposição moderada ao sol em horários mais seguros. O foco em soluções naturais também promove uma reconexão com ingredientes simples e eficazes, como óleos vegetais e minerais com propriedades refletoras de UV, contribuindo para um cuidado mais consciente e sustentável. A junção dessas práticas reforça o compromisso com uma pele saudável, protegida e bem-cuidada, enquanto valoriza a harmonia entre bem-estar humano e responsabilidade ambiental.

Proteger a pele do sol é um hábito fundamental para manter sua saúde e beleza ao longo do tempo, especialmente em um mundo onde a exposição solar excessiva se tornou uma preocupação global. Enquanto os protetores solares convencionais desempenham um papel essencial na proteção contra os raios ultravioleta (UV), muitas fórmulas incluem substâncias químicas que podem causar irritações, desencadear alergias ou até mesmo afetar o meio ambiente. A cosmética natural surge como uma solução sustentável e eficaz, oferecendo alternativas seguras que utilizam ingredientes naturais com propriedades fotoprotetoras.

A importância da proteção solar transcende o cuidado estético, sendo um elemento essencial na prevenção de condições graves, como o câncer de pele. O uso diário de protetor solar, mesmo em dias nublados ou chuvosos, reduz significativamente o risco dessa doença, que é uma das mais comuns no mundo. Além disso, o envelhecimento precoce, frequentemente marcado por rugas, flacidez e manchas, também pode ser evitado com a aplicação regular de produtos fotoprotetores. Proteger a pele impede que os raios UVB provoquem queimaduras solares dolorosas, enquanto os raios UVA, que penetram mais profundamente, são barrados, prevenindo danos cumulativos ao colágeno e elastina.

Os malefícios da exposição solar excessiva são amplos e vão além do que se pode observar superficialmente. As queimaduras solares não apenas causam vermelhidão e dor imediata, mas também aumentam o risco de alterações genéticas que podem levar ao câncer de pele. Manchas na pele, como melasma ou manchas senis, frequentemente decorrem de uma exposição inadequada ao sol, assim como a fotossensibilidade, que torna a pele mais vulnerável a irritações. Além disso, há uma supressão potencial do sistema imunológico com a exposição prolongada, o que compromete a defesa natural do corpo contra infecções.

A cosmética natural oferece soluções inovadoras e eficazes para atender à crescente demanda por produtos que sejam seguros para o consumidor e para o meio ambiente. Ingredientes como óleos vegetais e minerais desempenham papéis cruciais na proteção contra os danos causados pela radiação UV. O óleo de coco, por exemplo, possui um fator de proteção solar (FPS) natural que varia entre 4 e 10, enquanto o óleo de semente de framboesa apresenta um FPS impressionante, entre 28 e 50, sendo uma excelente opção para aplicações tópicas. Da mesma forma, o óleo de cenoura, com FPS entre 38 e 40, é altamente eficaz quando usado em fórmulas combinadas.

Os minerais naturais, como óxido de zinco e dióxido de titânio, são amplamente reconhecidos por suas propriedades fotoprotetoras. Ambos formam uma barreira física na pele que reflete a radiação solar, oferecendo ampla proteção contra os raios UVA e UVB. No entanto, é essencial garantir que esses ingredientes sejam utilizados em suas formas não nano, evitando sua absorção pela pele e garantindo maior segurança.

Receitas caseiras para protetores solares naturais são uma forma prática e econômica de incorporar essas substâncias ao dia a dia. Um protetor solar simples pode ser preparado combinando duas colheres de sopa de óleo de coco, uma colher de sopa de manteiga de karité e duas colheres de sopa de óxido de zinco não nano particulado. A manteiga de karité deve ser derretida em banho-maria antes de ser misturada aos outros ingredientes. O produto final pode ser armazenado em um recipiente limpo e seco, sendo aplicado 30 minutos antes da exposição ao sol e reaplicado a cada duas horas ou após atividades como natação ou suor excessivo.

Outra opção é o protetor solar feito com óleo de semente de framboesa, um ingrediente de alto FPS que pode ser combinado com uma colher de sopa de óleo de jojoba e uma colher de sopa de óxido de zinco não nano particulado. A mistura deve ser bem homogeneizada e aplicada de forma semelhante, garantindo proteção eficiente e natural contra os raios solares.

Adotar uma abordagem consciente também inclui práticas complementares, como o uso de roupas adequadas para bloquear a radiação UV. Chapéus de abas largas, óculos de sol com proteção UV e roupas feitas de tecidos leves, mas densos, ajudam a reduzir a exposição direta. Além disso, evitar o sol nos horários de maior intensidade, geralmente entre 10h e 16h, é uma estratégia importante para minimizar os riscos.

A eficácia de qualquer rotina de proteção solar depende também de como os produtos são aplicados. O protetor deve ser usado de forma generosa, cobrindo todas as áreas expostas, e reaplicado com frequência. Escolher o FPS adequado para cada tipo de pele e atividade é essencial para garantir que a proteção seja suficiente. Para quem tem pele muito clara ou sensível, optar por um FPS mais alto é recomendável, enquanto tons de pele mais escuros podem se beneficiar de níveis moderados de proteção.

Além disso, observar regularmente a pele em busca de alterações é um hábito essencial para a detecção precoce de problemas. Manchas, pintas ou lesões que mudam de tamanho, cor ou forma devem ser avaliadas por um dermatologista, que também pode fornecer orientações personalizadas sobre os melhores métodos de proteção e cuidados específicos.

A proteção solar natural não é apenas uma questão de saúde, mas também uma escolha consciente que promove um equilíbrio entre o cuidado pessoal e a preservação ambiental. Ao incorporar ingredientes naturais, receitas caseiras e hábitos responsáveis, é possível não apenas prevenir os danos causados pela radiação UV, mas também fomentar um estilo de vida mais sustentável e harmonioso. Esses cuidados, quando adotados de forma consistente, garantem não só uma pele saudável e bonita, mas também um impacto positivo no meio ambiente e na qualidade de vida.

O cuidado com a pele vai além da proteção imediata contra os raios solares. Ele reflete um compromisso com o próprio bem-estar e com o ambiente em que vivemos. Ao escolher soluções naturais, estamos não apenas minimizando o impacto de substâncias químicas no corpo e no ecossistema, mas também abraçando práticas que valorizam a simplicidade e a eficácia dos recursos que a natureza nos oferece. Esse movimento também nos convida a reavaliar nossos hábitos, incorporando escolhas mais conscientes em nossa rotina diária.

A busca por alternativas naturais é, ao mesmo tempo, uma forma de proteger a pele e de nos reconectarmos com a essência do cuidado humano: respeitar nosso corpo e o meio ambiente. Óleos, minerais e práticas como evitar horários de pico do sol tornam-se aliados poderosos na construção de uma vida mais saudável e sustentável. Além disso, o uso de roupas e acessórios adequados não é apenas uma proteção física, mas um ato de respeito à própria saúde, complementando o uso de fórmulas naturais ou comerciais.

Esse compromisso com a proteção solar natural reflete uma visão mais ampla de autocuidado e responsabilidade. Ele nos lembra que cada decisão tem um impacto duradouro, não apenas na aparência, mas também na qualidade de vida e no mundo ao nosso redor. Ao adotar medidas preventivas com consciência, cultivamos não apenas uma pele saudável, mas também uma conexão mais profunda com a natureza, integrando harmonia e equilíbrio em cada escolha diária.

Capítulo 17
Esfoliação Corporal

Assim como ocorre naturalmente com o rosto, a pele do corpo também está sujeita ao acúmulo constante de células mortas, resíduos de poluição, toxinas e impurezas que interferem em sua aparência e saúde. Quando negligenciadas, essas condições resultam em uma pele com aspecto opaco, textura áspera e sensação de desconforto. A esfoliação corporal, portanto, surge como uma prática indispensável para promover a renovação celular, melhorar a textura da pele e restaurar seu brilho natural. Esse cuidado vai além de um simples ritual de beleza; trata-se de um passo importante para a saúde geral da pele, oferecendo benefícios que se refletem tanto na aparência quanto no bem-estar.

O processo de esfoliação corporal permite que as camadas mais superficiais da pele sejam suavemente renovadas, eliminando barreiras que dificultam a penetração de tratamentos cosméticos e deixando a superfície cutânea mais receptiva à hidratação. Além disso, a fricção dos esfoliantes estimula a circulação sanguínea local, aumentando a oxigenação e nutrição celular, o que contribui para uma aparência mais vibrante e saudável. Para pessoas que enfrentam problemas como pelos encravados, cravos ou tendência à formação de espinhas, esse hábito pode ajudar a prevenir inflamações e obstruções nos poros, proporcionando uma pele mais uniforme e livre de imperfeições.

Optar por esfoliantes naturais adiciona uma dimensão extra de cuidado, pois esses produtos são livres de substâncias químicas agressivas que podem causar reações adversas, especialmente em peles sensíveis. Ingredientes como açúcar, sal marinho, café e argilas não apenas limpam a pele, mas também oferecem benefícios específicos, como propriedades antioxidantes e calmantes. Ao integrar a esfoliação corporal em sua rotina semanal, com a escolha de um produto que respeite as necessidades específicas de sua pele, é possível alcançar resultados que vão além da estética, promovendo conforto, equilíbrio e vitalidade duradouros.

A prática da esfoliação corporal é muito mais do que um simples ritual de beleza; é um cuidado essencial para a saúde e vitalidade da pele. Ao longo do tempo, a pele do corpo acumula células mortas, resíduos de poluição e outras impurezas que podem interferir em sua aparência e funcionalidade. Quando negligenciados, esses fatores resultam em uma textura áspera, uma aparência opaca e uma sensação de desconforto. A esfoliação surge, então, como um método eficaz para remover essas barreiras, estimular a renovação celular e revelar uma pele mais jovem, uniforme e saudável.

Os benefícios desse cuidado vão além do aspecto físico. A esfoliação corporal não apenas remove células mortas, mas também desobstrui os poros e melhora a textura da pele, tornando-a mais receptiva aos princípios ativos de hidratantes e outros cosméticos. Esse processo, além de ajudar a prevenir problemas como cravos, espinhas e pelos encravados, também promove uma melhor circulação sanguínea, que contribui para a oxigenação e nutrição das células. Como resultado, a pele ganha um aspecto mais vibrante, radiante e bem-cuidado.

Escolher esfoliantes naturais para essa rotina adiciona uma camada extra de cuidado, pois esses produtos são formulados sem aditivos químicos agressivos que podem causar irritações, especialmente em peles sensíveis. Ingredientes como açúcar, sal marinho, café e argilas são exemplos de componentes simples, mas altamente eficazes. Cada um desses elementos oferece propriedades únicas, como ação antioxidante, calmante ou purificante, tornando-os aliados versáteis na busca por uma pele saudável e equilibrada.

Os benefícios da esfoliação corporal são amplos e transformadores. A renovação celular, por exemplo, é um dos principais objetivos desse cuidado. Ao remover a camada superficial de células mortas, a esfoliação estimula a regeneração natural da pele, revelando uma superfície mais lisa, uniforme e jovem. Outro ponto importante é a remoção de impurezas acumuladas, como oleosidade excessiva e resíduos de poluição, que podem obstruir os poros e desencadear inflamações.

Para quem sofre com pelos encravados, a esfoliação é um passo indispensável. Ao liberar os pelos presos sob a pele, ela reduz a inflamação e a chance de desenvolver foliculite. Além disso, a textura da pele também é visivelmente melhorada com o uso regular de esfoliantes, que deixam a superfície mais macia e suave ao toque.

A preparação da pele para a hidratação é outro benefício notável. Sem a barreira das células mortas, os hidratantes e tratamentos cosméticos conseguem penetrar mais profundamente, potencializando seus efeitos. Como bônus, a massagem realizada durante a aplicação dos esfoliantes proporciona relaxamento e bem-estar, transformando o cuidado em um momento prazeroso e revigorante.

Os tipos de esfoliantes disponíveis variam em composição e ação, permitindo a personalização do cuidado de acordo com as necessidades de cada tipo de pele. Esfoliantes com grânulos naturais, como açúcar, sal marinho e sementes de frutas, utilizam atrito para remover células mortas. Já os esfoliantes químicos, que contêm ácidos como glicólico ou salicílico e enzimas como papaína, promovem a descamação de forma mais suave e uniforme.

Escolher o esfoliante ideal depende das características específicas de sua pele. Para peles normais, quase todos os tipos de esfoliantes são adequados, desde que usados com moderação. Quem tem pele seca deve priorizar opções com grânulos finos e ingredientes hidratantes, como açúcar e aveia. Para peles oleosas, esfoliantes com grânulos mais grossos, como sal marinho e café, são ideais, pois ajudam a controlar a oleosidade excessiva. Já as peles sensíveis se beneficiam de esfoliantes suaves, como argila branca e aveia, evitando substâncias químicas mais agressivas.

Receitas caseiras de esfoliantes corporais naturais são uma forma acessível e eficaz de incorporar esse cuidado à rotina. Um esfoliante simples de açúcar e óleo de coco, por exemplo, combina uma xícara de açúcar cristal com meia xícara de óleo de coco. Essa mistura deve ser aplicada no corpo úmido, com movimentos circulares suaves, e enxaguada com água morna para revelar uma pele hidratada e renovada.

Outra receita popular é o esfoliante de sal marinho e óleo essencial de lavanda, feito com uma xícara de sal fino, meia xícara de óleo vegetal de amêndoas doces e dez gotas de óleo essencial de lavanda. Essa combinação não apenas esfolia, mas também relaxa os sentidos, proporcionando um cuidado completo para o corpo e a mente.

O esfoliante de café e mel, por sua vez, é ideal para quem busca propriedades antioxidantes e energizantes. Basta misturar uma xícara de pó de café usado com meia xícara de mel e um quarto de xícara de óleo de coco. A aplicação segue o mesmo princípio: movimentos circulares suaves no corpo úmido, seguido de enxágue com água morna.

Para garantir os melhores resultados, algumas dicas práticas são essenciais. Comece preparando a pele com um banho morno para umedecê-la e abrir os poros. Aplique o esfoliante escolhido em movimentos circulares, dando atenção especial às áreas mais ásperas, como cotovelos, joelhos e calcanhares. Após enxaguar bem o produto, finalize com a aplicação de um hidratante corporal natural para nutrir a pele e prolongar os benefícios da esfoliação.

A frequência desse cuidado deve ser ajustada às necessidades individuais. Em geral, esfoliar o corpo uma ou duas vezes por semana é suficiente para manter a pele saudável e bem-cuidada, evitando o ressecamento ou irritações.

Incorporar a esfoliação corporal à rotina não é apenas um gesto de cuidado pessoal, mas também uma oportunidade de se reconectar com o próprio corpo e com ingredientes naturais que oferecem benefícios excepcionais. Ao adotar práticas simples e eficazes, é possível transformar a pele, revelando sua beleza natural e promovendo um bem-estar que transcende a superfície.

Ao adotar a prática da esfoliação corporal, não apenas cuidamos da pele, mas também criamos um momento de conexão com nós mesmos, um instante dedicado à renovação e ao autocuidado. Esse ritual, que combina técnicas simples com a utilização de ingredientes naturais, estimula a sensação de conforto e equilíbrio, reforçando a importância de pequenos gestos que podem transformar nossa rotina. O impacto positivo vai além do físico, pois a suavidade da pele revitalizada também reflete um bem-estar emocional, promovido pela atenção dedicada a esse processo.

A diversidade de opções para a esfoliação corporal permite que cada pessoa encontre a abordagem mais adequada às suas necessidades. Seja por meio de receitas caseiras ou produtos prontos, os esfoliantes têm o poder de adaptar-se ao estilo de vida e às preferências individuais, tornando a prática acessível e personalizada. Esse cuidado também nos incentiva a refletir sobre a sustentabilidade de nossas escolhas, buscando alternativas que respeitem tanto o corpo quanto o meio ambiente.

Assim, a esfoliação corporal se estabelece como mais do que um simples passo em uma rotina de beleza; ela se torna um hábito transformador que alia saúde, estética e prazer. A cada nova aplicação, a pele é renovada e revitalizada, enquanto o indivíduo se redescobre em um momento de pausa e cuidado. Essa prática simples, mas significativa, é um lembrete de que o autocuidado é uma forma de amor próprio que beneficia não apenas o corpo, mas também a mente e o espírito.

Capítulo 18
Hidratação Corporal

A hidratação corporal é um dos pilares mais importantes para a manutenção da saúde e da aparência da pele, garantindo que ela permaneça protegida, flexível e com uma textura agradável. A pele desempenha um papel vital como barreira protetora do corpo, mas sua exposição constante a fatores ambientais, como clima seco, poluição e radiação solar, pode comprometer suas funções e levar à perda de água e nutrientes essenciais. Quando adequadamente hidratada, a pele apresenta maior resistência a essas agressões, além de um aspecto naturalmente saudável e radiante.

A reposição de hidratação ajuda a reforçar a camada protetora da pele, restaurando sua elasticidade e prevenindo desconfortos como ressecamento e coceira. Além disso, uma pele bem hidratada reflete melhor a luz, resultando em um brilho natural que evidencia sua vitalidade. No entanto, a hidratação eficaz não se limita à aplicação de produtos tópicos; ela também exige atenção ao consumo de água e nutrientes que favoreçam a saúde da pele de dentro para fora. Assim, a combinação de cuidados internos e externos constitui a base para uma pele equilibrada e resistente às condições adversas do dia a dia.

Escolher produtos hidratantes naturais é uma maneira de oferecer à pele o suporte necessário sem expô-la a substâncias químicas potencialmente prejudiciais. Ingredientes como óleos vegetais e manteigas naturais são altamente nutritivos e têm propriedades que vão além da hidratação, auxiliando na regeneração celular e na proteção contra o envelhecimento precoce. Incorporar esses cuidados à rotina diária permite não apenas preservar a integridade da pele, mas também criar momentos de autocuidado que beneficiam tanto o corpo quanto a mente.

A hidratação corporal é um dos fundamentos mais importantes para garantir a saúde e a beleza da pele, permitindo que ela mantenha sua função protetora e uma aparência radiante. A pele, como maior órgão do corpo humano, desempenha um papel crucial na defesa contra agentes externos, mas está constantemente exposta a fatores ambientais que podem comprometer sua integridade. Clima seco, poluição, radiação solar e até hábitos cotidianos, como banhos quentes e o uso de sabonetes agressivos, contribuem para a perda de água e nutrientes essenciais. Quando devidamente hidratada, a pele não apenas resiste melhor a esses desafios, mas também exibe elasticidade, maciez e luminosidade naturais.

A hidratação eficaz vai além do simples ato de aplicar cremes e óleos na pele. Ela envolve um cuidado integrado, que combina a ingestão adequada de líquidos e nutrientes com a escolha de produtos que complementem as necessidades individuais. Uma pele bem hidratada reflete mais luz, destacando-se pela vitalidade e maciez. Além disso, a hidratação adequada restaura a elasticidade, previne desconfortos como ressecamento e coceira e protege contra o envelhecimento precoce, contribuindo para uma aparência jovem e saudável.

Entre os muitos fatores que afetam a hidratação da pele, o uso de cosméticos naturais é uma escolha que beneficia tanto a saúde quanto o meio ambiente. Ingredientes como óleos vegetais, manteigas naturais e extratos botânicos são ricos em nutrientes, vitaminas e antioxidantes, oferecendo hidratação profunda e proteção contra agressões externas. Ao optar por esses elementos, evitam-se os riscos associados a compostos químicos que podem causar irritação ou alergias, especialmente em peles mais sensíveis.

A importância da hidratação corporal vai além de sua dimensão estética. Uma pele hidratada mantém a integridade da barreira cutânea, essencial para proteger contra microrganismos, poluição e radiação solar. Além disso, a hidratação previne o ressecamento, que pode levar à aspereza, descamação e desconforto. A elasticidade da pele também é favorecida, tornando-a mais resistente ao surgimento de estrias e flacidez. Como benefício adicional, a hidratação auxilia na renovação celular, contribuindo para uma pele rejuvenescida e com textura uniforme.

No entanto, fatores como banhos quentes e demorados, sabonetes agressivos, exposição solar excessiva, clima seco e uso prolongado de ar condicionado são grandes inimigos da hidratação. Com o envelhecimento, a produção natural de oleosidade pela pele diminui, agravando ainda mais o ressecamento. Para mitigar esses efeitos, é fundamental adotar hábitos saudáveis, como evitar banhos quentes, usar sabonetes suaves e manter uma alimentação rica em nutrientes e antioxidantes.

Os hidratantes corporais naturais oferecem uma solução eficaz e nutritiva para restaurar e preservar a hidratação da pele. Óleos vegetais como o de coco, amêndoas doces, argan e rosa mosqueta são ricos em ácidos graxos e vitaminas, proporcionando hidratação profunda e regeneração celular. Manteigas naturais, como as de karité, cacau e cupuaçu, possuem textura cremosa e oferecem hidratação intensa, sendo especialmente indicadas para peles secas ou ressecadas. Aloe vera, por sua vez, combina propriedades hidratantes, calmantes e cicatrizantes, tornando-se uma excelente escolha para peles sensíveis ou irritadas. Hidrolatos, como água de rosas e lavanda, também têm propriedades tonificantes e calmantes, sendo ideais para hidratação leve.

As receitas caseiras de hidratantes naturais são simples e eficazes. Uma loção feita com gel de aloe vera e óleo de coco, por exemplo, combina a hidratação intensa com propriedades calmantes. Basta misturar meia xícara de gel de aloe vera com um quarto de xícara de óleo de coco até formar uma loção homogênea, que pode ser aplicada na pele úmida após o banho, garantindo rápida absorção e maciez duradoura.

Outra receita é o creme hidratante de manteiga de karité e óleo de amêndoas doces. Para prepará-lo, derreta meia xícara de manteiga de karité em banho-maria e adicione um quarto de xícara de óleo de amêndoas doces. Para um toque relaxante, é possível acrescentar dez gotas de óleo essencial de lavanda. Esse creme é ideal para nutrir profundamente peles ressecadas, deixando-as macias e renovadas.

Para otimizar os benefícios da hidratação corporal, algumas práticas são indispensáveis. Beber ao menos dois litros de água por dia é essencial para manter a pele hidratada de dentro para fora. Banhos mornos e rápidos ajudam a preservar a oleosidade natural da pele, assim como o uso de sabonetes neutros ou levemente ácidos. A aplicação de hidratantes deve ser feita imediatamente após o banho, com a pele ainda úmida, para maximizar a absorção e selar a umidade. Além disso, esfoliar a pele semanalmente remove células mortas e melhora a penetração dos produtos hidratantes.

O uso de roupas confortáveis, feitas de algodão, permite que a pele respire e evita o acúmulo de suor, que pode agravar o ressecamento. Proteger a pele do sol com protetores solares diários é outra medida indispensável para evitar a desidratação causada pela radiação UV.

A hidratação corporal é, portanto, um cuidado indispensável para manter a pele jovem, viçosa e saudável. Incorporar esses hábitos à rotina diária, utilizando produtos naturais e priorizando uma abordagem holística, proporciona não apenas benefícios para a pele, mas também uma oportunidade de autocuidado e conexão com o próprio corpo. Dessa forma, é possível cultivar uma pele macia, radiante e resistente às adversidades do dia a dia, refletindo equilíbrio e bem-estar.

A prática da hidratação corporal não apenas preserva a saúde da pele, mas também eleva a experiência do autocuidado a um nível mais profundo. Ao dedicar momentos para aplicar loções ou óleos com atenção e delicadeza, cria-se um espaço de pausa em meio às exigências cotidianas, fortalecendo a relação entre corpo e mente. Esse ritual simples nos convida a valorizar o toque e a presença, tornando o cuidado diário uma oportunidade para renovar energias e cultivar o bem-estar integral.

Além dos benefícios imediatos, a hidratação promove um ciclo virtuoso que impacta a longo prazo. Uma pele nutrida adequadamente enfrenta melhor as variações climáticas e o envelhecimento natural, permanecendo resistente e com uma aparência luminosa. Esse cuidado regular fortalece a barreira protetora da pele, permitindo que ela cumpra sua função essencial de proteger o corpo contra agressões externas, enquanto se mantém macia e confortável ao toque.

Ao integrar a hidratação corporal à rotina, seja por meio de produtos naturais ou técnicas caseiras, abrimos espaço para um estilo de vida mais consciente e harmonioso. Esse hábito diário, embora simples, é capaz de transformar a relação com a própria pele, refletindo não apenas em sua aparência, mas também em uma sensação duradoura de equilíbrio e serenidade. Dessa forma, cuidar do corpo torna-se um ato de carinho consigo mesmo, trazendo à tona o brilho que vem de dentro.

Capítulo 19
Celulite: Tratamento Natural

A celulite é uma condição estética amplamente conhecida que resulta da interação entre fatores internos e externos que afetam a estrutura da pele e do tecido subcutâneo. Caracterizada por ondulações e depressões na pele, ela surge devido ao acúmulo irregular de gordura, líquidos e toxinas nas camadas mais profundas da pele, o que compromete a aparência uniforme. Apesar de ser mais prevalente em mulheres, devido às diferenças na anatomia do tecido conjuntivo e aos efeitos dos hormônios femininos, a celulite também pode se manifestar em homens, sobretudo em casos relacionados ao ganho de peso ou desequilíbrios hormonais.

Compreender as causas subjacentes à celulite é essencial para buscar soluções eficazes e sustentáveis. Os fatores hormonais, especialmente os níveis elevados de estrogênio, desempenham um papel significativo ao influenciar a retenção de líquidos, a circulação sanguínea e o armazenamento de gordura. Além disso, questões genéticas, hábitos alimentares inadequados, sedentarismo e até o estresse podem intensificar a manifestação da celulite ao longo do tempo. Essa condição não é apenas o resultado de um único elemento, mas sim de uma complexa interação entre predisposições naturais e escolhas de estilo de vida.

A adoção de métodos naturais para combater a celulite tem se mostrado uma abordagem promissora e holística, alinhada à busca por alternativas mais saudáveis e sustentáveis. Ao priorizar ingredientes com propriedades drenantes, antioxidantes e firmadoras, como cafeína, centella asiática e óleos essenciais, é possível estimular a circulação, reduzir a retenção de líquidos e fortalecer o tecido conjuntivo. Quando combinados a uma rotina de exercícios físicos, alimentação balanceada e técnicas como a drenagem linfática, esses tratamentos naturais não apenas ajudam a minimizar a celulite, mas também promovem melhorias na saúde geral da pele, resultando em uma aparência mais firme, uniforme e revitalizada.

A celulite, uma condição estética amplamente conhecida, reflete uma complexa interação entre fatores internos e externos que afetam a estrutura da pele e do tecido subcutâneo. Embora não represente um problema de saúde grave, ela pode impactar a autoestima e o bem-estar de muitas pessoas. Caracterizada por ondulações e depressões na pele, a celulite resulta de uma combinação de retenção de líquidos, acúmulo de gordura e toxinas nas camadas mais profundas da pele. Esses fatores, somados a alterações na estrutura do tecido conjuntivo, comprometem a aparência uniforme da pele.

Embora mais comum em mulheres, devido às diferenças hormonais e anatômicas, a celulite também pode ocorrer em homens, principalmente em casos associados a ganho de peso ou desequilíbrios hormonais. A abordagem natural para tratar essa condição não apenas ajuda a minimizar seu impacto visual, mas também promove melhorias na saúde geral da pele e do corpo.

Compreender as causas da celulite é um passo fundamental para lidar com ela de forma eficaz. Fatores hormonais desempenham um papel significativo nesse processo, especialmente os níveis elevados de estrogênio, que podem intensificar a retenção de líquidos, comprometer a circulação sanguínea e estimular o acúmulo de gordura. Além disso, fatores genéticos influenciam a predisposição individual, afetando a estrutura da pele e a distribuição de gordura. A má circulação, hábitos alimentares inadequados, sedentarismo, tabagismo e até o estresse contribuem para o agravamento dessa condição.

A gravidade da celulite varia em graus. No grau 1, ela é visível apenas ao comprimir ou contrair a pele. No grau 2, as ondulações já são perceptíveis a olho nu. No grau 3, as irregularidades tornam-se mais pronunciadas, com depressões mais profundas, e no grau 4, há ondulações severas, frequentemente acompanhadas de dor e sensibilidade ao toque. Identificar o grau de celulite é essencial para direcionar as estratégias de tratamento mais adequadas.

A abordagem natural para o tratamento da celulite tem se mostrado promissora, proporcionando soluções sustentáveis e holísticas. O uso de cosméticos naturais com propriedades drenantes, firmadoras e ativadoras da circulação é uma estratégia eficaz. Ingredientes como cafeína, centella asiática, óleo essencial de alecrim e óleo essencial de laranja possuem propriedades comprovadas que ajudam a combater a celulite. Além disso, o consumo de uma dieta balanceada, rica em frutas, vegetais, grãos integrais e proteínas magras, também desempenha um papel crucial na redução da celulite, enquanto alimentos processados, ricos em sódio, açúcar e gordura, devem ser evitados.

A prática regular de exercícios físicos é outro componente essencial. Atividades como caminhada, corrida, natação e musculação ajudam a melhorar a circulação sanguínea, queimar calorias e fortalecer os músculos, reduzindo o acúmulo de gordura subcutânea. A hidratação adequada, por sua vez, é indispensável para eliminar toxinas e prevenir a retenção de líquidos, enquanto técnicas como a drenagem linfática e a massagem modeladora complementam o tratamento, estimulando a circulação e promovendo a eliminação de líquidos e toxinas.

Entre as receitas naturais para tratar a celulite, destaca-se o creme anticelulite de cafeína e centella asiática. Para prepará-lo, basta derreter meia xícara de manteiga de karité em banho-maria, adicionar um quarto de xícara de óleo de coco, uma colher de sopa de extrato de centella asiática e duas colheres de chá de cafeína anidra. A mistura deve ser armazenada em um recipiente limpo e aplicada nas áreas afetadas duas vezes ao dia, com massagens em movimentos circulares.

Outra opção eficaz é o óleo de massagem anticelulite de alecrim e laranja. Esse óleo combina meia xícara de óleo de amêndoas doces com 10 gotas de óleo essencial de alecrim e 10 gotas de óleo essencial de laranja doce. Após misturar bem os ingredientes, o óleo deve ser armazenado em um frasco escuro e usado para massagens diárias nas áreas com celulite.

A máscara corporal anticelulite de argila verde e gengibre também é uma excelente alternativa. Misture duas colheres de sopa de argila verde com uma colher de sopa de gengibre ralado e água filtrada até formar uma pasta cremosa. Aplique a máscara nas áreas afetadas, deixe agir por 20 minutos e enxágue com água morna. Essa combinação promove a desintoxicação e a melhoria da textura da pele.

Para maximizar os resultados, algumas práticas adicionais devem ser incorporadas. Controlar o estresse, evitar o tabagismo e manter a paciência e a persistência são fundamentais. O tratamento da celulite requer tempo e dedicação, mas a adoção de uma abordagem holística, que inclua cuidados internos e externos, pode transformar a aparência da pele e melhorar a autoestima.

Assim, combater a celulite de maneira natural é mais do que um ato de autocuidado; é um compromisso com o bem-estar geral. Ao aliar hábitos saudáveis a produtos naturais e práticas eficazes, é possível alcançar uma pele mais uniforme, firme e revitalizada, refletindo saúde, equilíbrio e confiança.

Tratar a celulite de forma natural é uma jornada que vai além da estética, pois abrange uma transformação no estilo de vida e na relação com o próprio corpo. A dedicação a práticas saudáveis, como alimentação balanceada, exercícios físicos regulares e hidratação, não apenas reduz os sinais da celulite, mas também promove um bem-estar duradouro e integral.

Esse cuidado diário reforça a conexão entre a saúde interna e a aparência externa, fortalecendo a autoestima e a confiança.

O uso de tratamentos caseiros e cosméticos naturais, aliados a técnicas como massagens e drenagem linfática, potencializa os resultados, oferecendo alternativas acessíveis e eficazes. Essas práticas valorizam o poder dos ingredientes naturais e da simplicidade, demonstrando que o cuidado com o corpo pode ser sustentável e gentil. Além disso, esses momentos de autocuidado proporcionam relaxamento e alívio do estresse, reforçando a importância de cuidar não apenas da pele, mas também do equilíbrio emocional.

Ao integrar essas estratégias naturais na rotina, é possível perceber mudanças significativas na textura e firmeza da pele. A persistência e o comprometimento com esse processo refletem a dedicação a uma abordagem holística e consciente de saúde e beleza. Mais do que um tratamento, essa prática torna-se um ato de carinho e respeito por si mesmo, revelando uma pele revitalizada que reflete a força e o cuidado que vêm de dentro.

Capítulo 20
Estrias: Prevenção e Tratamento

As estrias são marcas que refletem o processo de adaptação da pele a mudanças bruscas ou significativas em sua estrutura, resultando do rompimento das fibras de colágeno e elastina, que garantem sua elasticidade. Quando submetida a estiramentos excessivos ou rápidos, como os que ocorrem em períodos de crescimento acelerado, gravidez ou ganho de peso, a pele pode não conseguir acompanhar essas transformações, gerando as características linhas que inicialmente aparecem avermelhadas ou arroxeadas e, com o tempo, tornam-se mais claras. Embora não apresentem riscos diretos à saúde, as estrias podem causar desconforto estético e impacto emocional, sendo comum a busca por soluções que minimizem sua aparência.

A prevenção das estrias é um cuidado essencial que começa com a manutenção da saúde da pele. Isso inclui uma hidratação contínua, tanto por meio do consumo adequado de água quanto pela aplicação de produtos tópicos ricos em ingredientes nutritivos e regeneradores, como óleos vegetais e manteigas naturais. Esses elementos ajudam a preservar a elasticidade da pele e a protegê-la contra os impactos de mudanças corporais. Além disso, uma alimentação equilibrada, rica em vitaminas, minerais e antioxidantes, também contribui para fortalecer a estrutura da pele, reduzindo o risco de rompimento das fibras.

Quando as estrias já estão presentes, a abordagem natural oferece soluções que visam melhorar sua aparência ao estimular a regeneração da pele. Ingredientes como óleo de rosa mosqueta, manteiga de karité e aloe vera possuem propriedades reparadoras e hidratantes que ajudam a suavizar a textura e a uniformizar o tom da pele. Aliados a massagens regulares, que ativam a circulação sanguínea e promovem a absorção dos produtos, esses tratamentos podem reduzir significativamente a visibilidade das estrias. Essa combinação de cuidados preventivos e reparadores reforça a importância de uma rotina dedicada e consciente para alcançar uma pele mais saudável, uniforme e resiliente.

As estrias são marcas que simbolizam a capacidade de adaptação da pele diante de mudanças abruptas em sua estrutura. Essas linhas, que podem variar de tons avermelhados e arroxeados no início a esbranquiçados com o tempo, resultam do rompimento das fibras de colágeno e elastina, responsáveis pela elasticidade e firmeza da pele. Frequentemente associadas a períodos de crescimento rápido, como a puberdade, a gravidez ou o ganho repentino de peso, as estrias não apresentam riscos à saúde, mas podem gerar desconforto estético e emocional, motivando a busca por soluções preventivas e reparadoras.

A prevenção das estrias é a abordagem mais eficaz para minimizar sua ocorrência e envolve um cuidado constante com a saúde da pele. A hidratação é o primeiro passo essencial, tanto por meio do consumo adequado de água quanto da aplicação de produtos ricos em óleos vegetais e manteigas naturais, como óleo de coco, rosa mosqueta e manteiga de karité. Esses ingredientes promovem a nutrição profunda e a elasticidade, ajudando a pele a lidar melhor com estiramentos. Além disso, uma dieta equilibrada, rica em vitaminas C e E, zinco e antioxidantes, fortalece a estrutura da pele e contribui para sua regeneração natural.

As estrias se formam, em grande parte, devido ao estiramento da pele além de sua capacidade de adaptação. Na adolescência, por exemplo, o crescimento acelerado pode gerar essas marcas em regiões como coxas, quadris e seios. Durante a gravidez, o abdômen, os quadris e os seios são áreas particularmente propensas devido ao rápido ganho de volume. Alterações hormonais, como as que ocorrem na puberdade, menopausa ou mesmo em decorrência de medicamentos como corticoides, também desempenham um papel importante, afetando a elasticidade da pele e aumentando sua suscetibilidade a rompimentos.

A predisposição genética é outro fator que influencia diretamente o risco de desenvolver estrias. Pessoas com histórico familiar são mais propensas a apresentá-las, assim como mulheres, devido às diferenças hormonais e estruturais da pele. Além disso, mudanças hormonais associadas à gravidez ou ao uso de medicamentos específicos podem agravar o problema. A idade também desempenha um papel, sendo a adolescência e a gravidez os períodos mais críticos para o surgimento dessas marcas.

Quando as estrias já estão presentes, o tratamento natural surge como uma alternativa eficaz para suavizar sua aparência. Óleos vegetais como o de rosa mosqueta, rico em vitamina C e ácidos graxos, possuem propriedades regeneradoras que ajudam a uniformizar o tom da pele e a reduzir a visibilidade das marcas. O óleo de coco e a manteiga de karité, por sua vez, oferecem hidratação profunda e promovem a elasticidade, essenciais para a recuperação do tecido afetado. Já o aloe vera combina propriedades calmantes e cicatrizantes, auxiliando na regeneração e na redução da inflamação.

A massagem regular nas áreas afetadas é um elemento chave no tratamento de estrias. Ao ativar a circulação sanguínea e melhorar a absorção dos produtos, ela potencializa os efeitos dos ingredientes aplicados e estimula a produção de colágeno, essencial para a regeneração da pele. Essa prática, aliada ao uso consistente de produtos naturais, pode gerar melhorias significativas na textura e no aspecto da pele.

Receitas caseiras oferecem opções acessíveis e eficazes para lidar com as estrias. Um óleo natural para estrias, feito com 30 ml de óleo de rosa mosqueta, 10 ml de óleo de amêndoas doces e o conteúdo de uma cápsula de vitamina E, é um exemplo. Basta misturar os ingredientes e aplicá-los nas áreas afetadas, massageando suavemente duas vezes ao dia. Esse óleo combina propriedades regeneradoras, antioxidantes e hidratantes, promovendo a renovação celular e a uniformidade do tom da pele.

Outra alternativa é o creme para estrias de manteiga de karité e aloe vera. Derreta um quarto de xícara de manteiga de karité em banho-maria e misture com um quarto de xícara de gel de aloe vera e, opcionalmente, 10 gotas de óleo essencial de lavanda. Após misturar bem, aplique o creme nas estrias com massagens suaves, duas vezes ao dia. Essa fórmula une hidratação intensa e propriedades calmantes, auxiliando na recuperação da pele.

A prevenção e o tratamento das estrias exigem consistência e paciência. Além de manter a pele hidratada diariamente com produtos ricos em nutrientes, é importante adotar hábitos saudáveis, como a prática regular de exercícios físicos e uma alimentação equilibrada. O controle do peso, evitando variações bruscas, também é essencial para reduzir o estiramento da pele e prevenir novas marcas.

No entanto, é importante reconhecer que o processo de tratamento das estrias não traz resultados imediatos. A regeneração da pele é gradual, e os cuidados contínuos são indispensáveis para alcançar uma melhora visível. Consultar um dermatologista em casos mais severos ou extensos pode ser necessário, garantindo a escolha das abordagens mais adequadas para cada situação.

Ao adotar uma rotina dedicada, que inclua prevenção e tratamento com produtos naturais e hábitos saudáveis, é possível minimizar significativamente a aparência das estrias e promover uma pele mais uniforme e resiliente. Esse cuidado também contribui para o fortalecimento da autoestima e para uma relação mais positiva com o próprio corpo, refletindo saúde e confiança em cada detalhe.

As estrias, embora naturais e comuns, carregam histórias de mudanças e adaptações do corpo, sendo muitas vezes vistas como marcas de transformação. Prevenção e cuidado são aliados essenciais para manter a pele saudável e minimizar essas marcas, mas também é importante reconhecer que cada linha faz parte da individualidade de cada pessoa. Adotar uma abordagem equilibrada e gentil em relação ao próprio corpo é tão fundamental quanto os tratamentos que visam melhorar sua aparência.

O uso de tratamentos naturais, aliados à paciência e consistência, pode trazer resultados significativos na textura e uniformidade da pele. Cada massagem com óleos regeneradores, cada aplicação de um creme nutritivo é um gesto de autocuidado que reforça a relação positiva com o próprio corpo. A combinação de ingredientes poderosos da natureza e hábitos saudáveis cria uma base sólida para uma pele resiliente, com elasticidade renovada e aparência revitalizada.

Cuidar das estrias é mais do que buscar resultados estéticos; é também uma oportunidade de fortalecer a autoestima e de celebrar as mudanças que moldam quem somos. Seja ao prevenir novas marcas ou tratar as existentes, esse processo simboliza uma jornada de cuidado com o corpo e consigo mesmo. Ao unir prática e aceitação, é possível alcançar não apenas uma pele mais saudável, mas também uma relação mais harmoniosa e confiante com a própria imagem.

Capítulo 21
Banhos Terapêuticos

Os banhos terapêuticos se revelam como práticas profundamente transformadoras, que aliam a sabedoria ancestral ao potencial restaurador da água e dos elementos naturais. Longe de serem meras ações rotineiras, esses banhos constituem momentos sagrados de autocuidado e renovação, nos quais corpo e mente se encontram em perfeita sintonia. Combinando ervas, flores e óleos essenciais, cada imersão se torna uma experiência sensorial única, capaz de proporcionar benefícios que transcendem o físico e atingem o emocional e o espiritual. Eles atuam como portais de cura, trazendo equilíbrio energético, bem-estar e um convite ao autoconhecimento.

A água, elemento fundamental da vida, adquire um significado simbólico e terapêutico ainda mais profundo quando enriquecida com propriedades das plantas. Cada ingrediente natural contribui com qualidades específicas que, quando unidas ao calor e ao fluxo do líquido, intensificam seu poder de cura e regeneração. Seja para aliviar dores musculares, promover a hidratação da pele ou restaurar o vigor mental, os banhos terapêuticos oferecem soluções holísticas para as demandas de uma vida moderna repleta de estresse e desafios. Assim, eles se tornam aliados indispensáveis para quem busca uma abordagem integrada de saúde e bem-estar.

Ao incorporar os banhos terapêuticos em sua rotina, você está não apenas cuidando do corpo, mas também dedicando um tempo precioso para nutrir a alma. Através do aroma envolvente dos óleos essenciais, do toque suave das pétalas e da água que abraça, cria-se um espaço de profunda conexão interior. Esse ato de presença e atenção consigo mesmo permite que cada imersão seja mais do que um simples ritual de relaxamento: ela se transforma em um caminho de reconexão e revitalização, essencial para enfrentar os desafios diários com equilíbrio, energia e serenidade.

Muito além da simples higiene, os banhos terapêuticos oferecem um convite ao autocuidado profundo, proporcionando um momento de conexão íntima consigo mesmo. Eles permitem que o corpo encontre alívio para as tensões acumuladas, enquanto a mente é envolvida em uma atmosfera de calma e serenidade. Cada imersão é uma oportunidade para alinhar corpo, mente e espírito, beneficiando-se das propriedades terapêuticas das plantas em sinergia com o poder regenerador da água.

Os benefícios que os banhos terapêuticos proporcionam vão muito além do simples relaxamento. A água morna atua como um meio natural para aliviar o estresse, permitindo que os músculos se soltem e que as preocupações do dia a dia desapareçam, mesmo que temporariamente. As ervas e os óleos essenciais amplificam essa experiência, criando uma sensação de bem-estar que perdura após o banho. Imagine a água envolvendo o corpo enquanto os aromas sutis e reconfortantes de lavanda ou camomila acalmam os sentidos e promovem uma tranquilidade rara nos dias agitados.

Outro aspecto que merece destaque é o impacto positivo dos banhos terapêuticos na circulação sanguínea. A temperatura da água e os efeitos estimulantes de ingredientes como o alecrim ajudam a dilatar os vasos sanguíneos, promovendo uma circulação mais eficiente e a oxigenação dos tecidos. Isso resulta em uma sensação de revitalização que energiza o corpo e a mente, preparando-o para os desafios do cotidiano.

Além disso, as dores musculares e articulares encontram alívio nas propriedades analgésicas e anti-inflamatórias de ervas específicas. Ingredientes como o eucalipto e a calêndula ajudam a reduzir desconfortos físicos, ao mesmo tempo em que promovem relaxamento e bem-estar geral. Para quem busca alívio de tensões físicas, esses banhos são uma solução natural e eficaz.

A purificação e a desintoxicação do corpo também são amplamente favorecidas pelos banhos terapêuticos. A combinação de sais marinhos ou do Himalaia com óleos essenciais pode ajudar a eliminar toxinas por meio da sudorese, ao mesmo tempo que a água hidrata profundamente a pele, deixando-a macia, revitalizada e radiante.

Não menos importante, os banhos terapêuticos também desempenham um papel essencial no equilíbrio energético do corpo. Ingredientes como rosas e capim-limão auxiliam na harmonização dos chakras, criando um espaço de bem-estar integral que transcende o físico e atinge o emocional e o espiritual. A prática da aromaterapia, presente na utilização dos óleos essenciais, complementa esse equilíbrio ao trazer benefícios emocionais através dos aromas que estimulam sensações de conforto, energia ou tranquilidade.

O preparo dos banhos terapêuticos é um ritual em si, que pode ser personalizado de acordo com as necessidades e preferências. A infusão de ervas, por exemplo, é uma técnica simples e eficaz: basta colocar as ervas ou flores em água fervente, tampar o recipiente e deixar descansar por 15 a 20 minutos antes de coar e adicionar à água do banho. Já a decocção é indicada para ingredientes mais resistentes, como raízes ou cascas, que precisam ser fervidas por 10 a 15 minutos para liberar suas propriedades. Ambas as técnicas capturam o melhor dos ingredientes naturais, garantindo que o banho seja rico em benefícios.

Os sais de banho são outra opção popular e versátil. Ao misturar sal marinho ou sal rosa do Himalaia com ervas secas e óleos essenciais, cria-se uma combinação poderosa que purifica, relaxa e desintoxica o corpo. Por fim, a simplicidade dos óleos essenciais não deve ser subestimada: algumas gotas diretamente na água do banho transformam o momento em uma experiência sensorial completa.

Cada ingrediente natural tem sua contribuição única. A lavanda, por exemplo, é conhecida por suas propriedades relaxantes e por ajudar no combate ao estresse e à insônia. A camomila, além de calmante, é um excelente anti-inflamatório que também alivia irritações na pele. O alecrim, por outro lado, estimula a circulação e revitaliza o corpo, enquanto o eucalipto é ideal para descongestionar as vias respiratórias, sendo um aliado em períodos de gripe ou resfriado. Já as rosas promovem o amor-próprio e a autoestima, tornando cada banho um momento de autovalorização.

As receitas para os banhos terapêuticos são variadas e podem ser adaptadas. Um banho relaxante de lavanda, por exemplo, requer apenas flores de lavanda secas e água fervente para criar uma infusão que, adicionada à água do banho, oferece 20 a 30 minutos de puro relaxamento. Já o banho energizante de alecrim utiliza folhas frescas e uma decocção para estimular os sentidos e revigorar o corpo. Para uma desintoxicação profunda, a mistura de sal marinho com óleo essencial de eucalipto cria uma experiência renovadora que combina purificação e relaxamento muscular.

Para maximizar os benefícios, a preparação do ambiente é fundamental. A luz suave de velas, uma música relaxante e o aroma delicado de incensos transformam o espaço em um refúgio de paz. A temperatura da água deve ser agradável, acolhedora, sem extremos, enquanto a permanência no banho, de 20 a 30 minutos, garante a absorção de todos os benefícios terapêuticos. Após o banho, é importante hidratar a pele com um óleo vegetal ou creme natural, preservando a maciez e o cuidado proporcionados pela prática.

A frequência dos banhos terapêuticos pode variar conforme as necessidades individuais, mas incluir esse hábito ao menos uma vez por semana é suficiente para manter o corpo e a mente em equilíbrio. Para momentos de maior tensão, uma imersão pode ser o gesto necessário para restaurar a serenidade.

Os banhos terapêuticos, portanto, não são apenas um ritual de autocuidado, mas uma verdadeira prática de bem-estar integral. Incorporá-los à rotina é criar um momento especial de conexão consigo mesmo, aliviando o estresse, promovendo a harmonia e revitalizando o ser em todos os níveis.

A prática dos banhos terapêuticos transcende a ideia de uma simples técnica, transformando-se em um ato de celebração do próprio ser. Ao mergulhar em águas enriquecidas com ingredientes naturais, permitimos que as propriedades curativas desses elementos nos envolvam, trazendo um equilíbrio profundo que reverbera em todos os aspectos da vida. É nesse instante que o tempo parece desacelerar, e o simples ato de cuidar de si mesmo se torna uma manifestação de amor e respeito pela própria existência.

O poder regenerador desses banhos está diretamente ligado à intenção com que são realizados. Cada detalhe — desde a escolha das ervas até o cuidado com a atmosfera do ambiente — contribui para uma experiência única. Mais do que aliviar tensões ou revigorar o corpo, trata-se de uma oportunidade de reconexão com nossa essência, um momento em que nos permitimos ouvir as necessidades do nosso corpo e coração em meio ao ruído do dia a dia. Esse retorno ao estado natural de equilíbrio nos lembra que a verdadeira cura começa de dentro para fora.

Ao final de cada imersão, é como se a água não apenas levasse embora as impurezas e o cansaço, mas também nos devolvesse mais inteiros, leves e preparados para encarar a vida com novos olhos. Assim, os banhos terapêuticos não são meros rituais; são portais de transformação, onde o cuidado com o corpo e o espírito se entrelaçam, deixando marcas que ecoam muito além do instante.

Capítulo 22
Desintoxicação Corporal

A desintoxicação corporal emerge como um processo essencial para restaurar a harmonia do organismo em um mundo cada vez mais saturado por toxinas. Constantemente exposto a poluição, alimentos industrializados e estressores do cotidiano, o corpo humano acumula substâncias prejudiciais que comprometem suas funções vitais. Esse acúmulo pode causar fadiga, problemas de pele, dificuldades digestivas e uma série de outros sintomas que refletem um desequilíbrio interno. Promover a desintoxicação é, portanto, um caminho natural e poderoso para revitalizar o corpo, aumentar a energia e fortalecer a imunidade, resultando em um organismo mais saudável e uma mente mais clara.

Este processo vai além de medidas pontuais, envolvendo mudanças significativas no estilo de vida. Ao priorizar uma alimentação rica em nutrientes, hidratar-se adequadamente e integrar práticas como exercícios físicos e meditação, é possível potencializar a capacidade natural do corpo de eliminar impurezas. Além disso, métodos específicos, como sucos detox, chás e saunas, estimulam diretamente os sistemas excretores, auxiliando o fígado, os rins e o intestino em suas funções. Cada passo dado nesse caminho de desintoxicação é também um ato de autocuidado, promovendo não apenas a saúde física, mas também o bem-estar emocional.

A adoção de uma rotina regular de desintoxicação é uma oportunidade de reconexão com o próprio corpo, permitindo que ele funcione em seu estado ideal. Esse cuidado preventivo ajuda a equilibrar os níveis de energia, melhorar a qualidade do sono e fortalecer o sistema imunológico, protegendo contra doenças. Mais do que isso, reflete-se externamente, com uma pele mais luminosa e viçosa, e internamente, com maior clareza mental e disposição. Ao incorporar essas práticas de maneira consciente e personalizada, você não apenas purifica seu organismo, mas cria uma base sólida para viver de forma mais saudável e plena.

A desintoxicação corporal é um processo profundo que visa auxiliar o organismo a eliminar toxinas acumuladas, promovendo uma limpeza interna capaz de restaurar a vitalidade e o equilíbrio. Através da adoção de hábitos saudáveis e do uso de recursos naturais, é possível estimular os sistemas excretores, melhorando a circulação sanguínea e linfática, além de favorecer a eliminação de impurezas. Essa prática resulta não apenas em uma pele mais saudável e radiante, mas também em níveis elevados de energia, qualidade do sono aprimorada e imunidade fortalecida.

Um dos benefícios mais visíveis da desintoxicação é a melhora da saúde da pele. Quando as toxinas acumuladas são eliminadas, a pele ganha um brilho natural, reduzindo problemas como acne, dermatites e sinais de envelhecimento precoce. Além disso, a energia vital aumenta significativamente, combatendo a sensação de cansaço persistente que muitas vezes impede a produtividade e o bem-estar. Paralelamente, a digestão também é beneficiada: ao regular o intestino e otimizar a absorção de nutrientes, o corpo se torna mais eficiente e menos propenso a desconfortos como inchaço e gases.

Outro aspecto crucial da desintoxicação é o fortalecimento do sistema imunológico. Um corpo livre de toxinas funciona de maneira mais eficaz na defesa contra doenças, enquanto o sono reparador que resulta dessa prática reforça ainda mais essa proteção. Ademais, a eliminação de líquidos retidos e o equilíbrio do organismo podem auxiliar no processo de emagrecimento, além de reduzir a aparência da celulite e promover um contorno corporal mais saudável.

Os benefícios não se limitam ao físico; a desintoxicação também reflete no bem-estar mental. O humor é elevado, a ansiedade e o estresse diminuem, e a mente encontra maior clareza e equilíbrio. Esse processo, ao purificar o corpo, transforma-se em uma jornada de renovação total, tocando tanto o exterior quanto o interior.

Identificar os sinais de que o corpo precisa de desintoxicação é essencial para aproveitar esses benefícios. Sintomas como fadiga constante, problemas de pele, dores de cabeça frequentes, dificuldades digestivas e alterações de humor podem indicar um acúmulo de toxinas. Outros sinais incluem insônia, retenção de líquidos, baixa imunidade e até mesmo o mau hálito, muitas vezes associado a um fígado sobrecarregado. Prestar atenção a esses sinais permite que as intervenções sejam feitas no momento certo, prevenindo problemas mais graves.

Os métodos naturais para desintoxicar o corpo são variados e acessíveis. A alimentação desempenha um papel central, com foco em frutas, legumes, grãos integrais e proteínas magras, enquanto alimentos processados, açúcares e gorduras devem ser evitados. Sucos detox, preparados com ingredientes frescos como couve, maçã e gengibre, são uma maneira prática de enriquecer a dieta com vitaminas, minerais e antioxidantes. O consumo regular de chás com propriedades desintoxicantes, como o chá verde e o chá de hibisco, também auxilia no processo de limpeza interna.

A hidratação adequada é igualmente indispensável. Beber pelo menos dois litros de água por dia mantém o organismo funcionando em sua melhor capacidade, facilitando a eliminação de toxinas. A prática de exercícios físicos complementa esse esforço, estimulando a circulação e permitindo que o suor desempenhe seu papel como mecanismo natural de purificação.

Métodos complementares, como saunas, escalda-pés e drenagem linfática, intensificam o processo de desintoxicação. A sauna, por exemplo, promove a sudorese, enquanto os escalda-pés relaxam os músculos, melhoram a circulação e contribuem para a eliminação de impurezas. A drenagem linfática, por sua vez, ajuda o sistema linfático a desempenhar seu papel na eliminação de toxinas e líquidos.

Além disso, práticas como yoga e meditação oferecem benefícios mentais e físicos. Elas ajudam a reduzir o estresse, equilibram o organismo e promovem um estado geral de bem-estar. A integração dessas técnicas cria um ciclo virtuoso, onde corpo e mente trabalham juntos para alcançar o equilíbrio e a harmonia.

As receitas naturais para desintoxicação são uma maneira eficaz de incorporar esses métodos ao dia a dia. Um suco detox verde, por exemplo, combina couve, maçã verde, pepino, gengibre, suco de limão e água de coco para criar uma bebida revitalizante. Já o chá desintoxicante de hibisco, preparado com flores secas e água fervente, é ideal para ser consumido duas vezes ao dia, quente ou frio. Para quem busca relaxamento adicional, um escalda-pés feito com sal marinho, vinagre de maçã e óleo essencial de lavanda proporciona alívio imediato, enquanto auxilia na eliminação de toxinas.

Para uma desintoxicação corporal eficaz, é importante seguir algumas orientações simples. Começar gradualmente permite que o corpo se adapte ao processo, enquanto ouvir os sinais do organismo ajuda a ajustar a intensidade das práticas. Manter uma rotina regular de desintoxicação é fundamental para alcançar resultados consistentes, e o acompanhamento de um profissional de saúde garante que o processo seja seguro e adequado às necessidades individuais.

Ao adotar a desintoxicação corporal como parte de sua rotina, você investe na saúde a longo prazo. Esse cuidado transforma não apenas a forma como você se sente, mas também como você se apresenta ao mundo, com mais energia, disposição e confiança. Incorporar hábitos saudáveis e utilizar os recursos da natureza é um caminho para uma vida mais equilibrada, plena e repleta de vitalidade.

A desintoxicação corporal não é apenas uma prática de saúde, mas um convite a uma nova relação com o próprio corpo, baseada em cuidado, atenção e equilíbrio. Ao iniciar essa jornada, percebemos que ela não se limita à eliminação de toxinas; é uma transformação que se reflete em maior disposição, clareza mental e leveza emocional. Cada ação, desde a escolha consciente dos alimentos até os momentos dedicados à meditação ou ao relaxamento, fortalece a conexão com nosso bem-estar integral, promovendo mudanças que transcendem o físico.

O impacto dessa prática se expande para todos os aspectos da vida, criando uma base sólida para hábitos que sustentam uma rotina saudável. O corpo que se renova através da desintoxicação também se torna mais resiliente, enfrentando os desafios diários com energia renovada e uma imunidade fortalecida. Pequenos rituais, como preparar um suco detox ou desfrutar de um escalda-pés relaxante, transformam-se em momentos significativos de autocuidado, resgatando o prazer em cuidar de si mesmo e proporcionando equilíbrio em meio à correria cotidiana.

Esse processo, conduzido com consciência e consistência, revela que a verdadeira desintoxicação vai além do físico, alcançando a mente e o espírito. Ao limpar nosso interior, abrimos espaço para o novo: novos hábitos, novas perspectivas e uma nova energia que nos impulsiona a viver de forma mais plena. Assim, a desintoxicação corporal se torna mais do que um método de purificação — é um reencontro com o melhor de nós mesmos, criando um caminho de vitalidade, harmonia e bem-estar duradouro.

Capítulo 23
Lavagem Natural dos Cabelos

A lavagem natural dos cabelos representa uma abordagem cuidadosa e consciente, que combina a eficácia de ingredientes naturais com o respeito à saúde dos fios e do meio ambiente. Enquanto práticas convencionais muitas vezes expõem os cabelos a produtos químicos agressivos que podem causar danos a longo prazo, a alternativa natural surge como uma solução suave e sustentável, ideal para quem busca preservar a vitalidade e a beleza dos fios. Essa forma de cuidado vai além da higiene: é um verdadeiro ritual de conexão com a natureza e com a própria saúde.

Os métodos de lavagem natural priorizam a eliminação de impurezas sem comprometer a integridade do couro cabeludo e da fibra capilar. Ingredientes como óleos vegetais saponificados, argilas e extratos de plantas são cuidadosamente selecionados para oferecer uma limpeza equilibrada, sem remover os óleos naturais essenciais à proteção e nutrição dos fios. Além disso, opções como o uso de shampoos sólidos e o método No Poo são ideais para reduzir o impacto ambiental, ao mesmo tempo em que proporcionam resultados eficazes e adaptáveis a diferentes tipos de cabelo.

Adotar a lavagem natural dos cabelos é também uma forma de personalizar os cuidados capilares, escolhendo ingredientes e métodos que atendam às necessidades específicas de cada tipo de fio. Seja para hidratar cabelos secos, controlar a oleosidade, ou preservar a definição dos cachos, os recursos naturais oferecem uma ampla variedade de opções versáteis e benéficas. Ao integrar essas práticas à rotina, você estará investindo em um cuidado capilar que une bem-estar, sustentabilidade e respeito à essência dos seus cabelos, promovendo uma beleza saudável e consciente.

A cosmética natural proporciona uma abordagem suave e eficaz para a lavagem dos cabelos, utilizando ingredientes naturais que limpam delicadamente os fios e o couro cabeludo, sem comprometer a saúde capilar ou o meio ambiente. Essa prática é uma alternativa cada vez mais popular entre aqueles que desejam cuidar dos cabelos de forma consciente, unindo sustentabilidade e eficácia.

Métodos de lavagem natural, como shampoos sólidos, shampoos líquidos naturais, No Poo e Co-Wash, atendem a diferentes necessidades capilares. Os shampoos sólidos, formulados com óleos vegetais saponificados, argilas e óleos essenciais, são uma opção prática e sustentável. Em formato de barra, eles oferecem limpeza eficiente sem ressecar, ao mesmo tempo que reduzem o uso de embalagens plásticas, minimizando o impacto ambiental.

Já os shampoos líquidos naturais combinam extratos vegetais, óleos e tensoativos biodegradáveis, promovendo uma limpeza suave e versátil. Para quem busca métodos mais específicos, o No Poo, que dispensa o uso de shampoo, é ideal para cabelos cacheados, crespos e secos. Utilizando apenas água, vinagre de maçã ou bicarbonato de sódio, esse método conserva a oleosidade natural dos fios, ajudando a reduzir o frizz e o ressecamento. Por sua vez, o Co-Wash, ou lavagem com condicionador, é uma excelente escolha para cabelos danificados ou quimicamente tratados, limpando sem agredir os fios.

Os ingredientes naturais desempenham papel central nesses métodos. Óleos vegetais saponificados, como os de coco, oliva, palma e rícino, garantem uma limpeza equilibrada. Argilas, como a branca, verde e preta, auxiliam na purificação e tratamento do couro cabeludo, enquanto extratos vegetais, como aloe vera, camomila e jaborandi, oferecem benefícios hidratantes e calmantes. Óleos essenciais, como lavanda e melaleuca, além de conferirem aroma agradável, trazem propriedades terapêuticas. O vinagre de maçã, com seu pH equilibrante, sela as cutículas dos fios, promovendo brilho e maciez, enquanto o bicarbonato de sódio é eficaz na remoção de resíduos e oleosidade excessiva.

Escolher o método ideal para o tipo de cabelo é fundamental. Cabelos normais têm maior flexibilidade e podem experimentar diferentes opções, enquanto cabelos secos se beneficiam de shampoos hidratantes ou métodos como o Co-Wash. Para cabelos oleosos, produtos com argilas e ingredientes adstringentes são ideais, enquanto cabelos cacheados ou crespos se adaptam melhor ao No Poo ou Co-Wash, que preservam a hidratação natural. Cabelos danificados e quimicamente tratados requerem métodos suaves e hidratantes para sua recuperação.

As receitas naturais são uma forma prática de incorporar esses cuidados ao dia a dia. Um shampoo sólido de coco e argila branca, por exemplo, utiliza base glicerinada vegetal, óleo de coco saponificado, argila branca e óleo essencial de lavanda para oferecer uma limpeza suave e nutritiva. Para quem prefere a versão líquida, o shampoo natural de aloe vera e camomila combina base vegetal, gel de aloe vera e chá concentrado de camomila, resultando em fios hidratados e sedosos. Já o método No Poo com vinagre de maçã é uma solução simples e eficaz: uma mistura de vinagre de maçã e água que limpa e equilibra o couro cabeludo.

Para garantir os melhores resultados, algumas dicas são valiosas. A frequência de lavagem deve respeitar as características dos fios e o estilo de vida, geralmente a cada dois ou três dias. A temperatura da água é outro fator importante: preferir água morna ou fria evita o ressecamento. Durante a lavagem, massagear suavemente o couro cabeludo estimula a circulação e a saúde capilar, enquanto o enxágue abundante assegura a remoção completa dos produtos. Após a limpeza, o uso de um condicionador natural ajuda a hidratar e desembaraçar os fios, complementando o cuidado. A secagem também merece atenção: deixar os cabelos secarem naturalmente ou utilizar secadores em temperaturas mais baixas preserva sua estrutura e vitalidade.

A lavagem natural dos cabelos vai além da higiene; é um cuidado que respeita a saúde dos fios e do meio ambiente. Ao adotar métodos e ingredientes adequados ao seu tipo de cabelo, você promove um cuidado capilar que alia beleza, sustentabilidade e bem-estar. Cada escolha é um passo em direção a cabelos saudáveis e a um estilo de vida mais consciente.

A transição para a lavagem natural dos cabelos pode ser um marco significativo em uma rotina de cuidados mais consciente, trazendo benefícios que vão além da saúde capilar. Nos primeiros momentos, é comum que os fios precisem se adaptar, já que a ausência de componentes químicos altera a dinâmica do couro cabeludo. No entanto, com o tempo, o equilíbrio natural é restaurado, revelando fios mais fortes, brilhantes e saudáveis. Esse processo, por mais gradual que seja, transforma-se em um aprendizado valioso sobre paciência e conexão com as necessidades do próprio corpo.

Ao integrar a lavagem natural aos cuidados diários, percebe-se que os efeitos vão além da estética. A prática estimula um olhar mais atento ao impacto ambiental das escolhas pessoais, promovendo um estilo de vida sustentável. Além disso, cada ritual — desde a preparação de um shampoo artesanal até a escolha cuidadosa de ingredientes — se torna uma oportunidade para momentos de presença e autocuidado. É um convite para desacelerar e valorizar os processos simples que reverberam positivamente tanto nos fios quanto no bem-estar geral.

Com o tempo, a lavagem natural deixa de ser apenas uma alternativa e se torna um estilo de vida. Os cabelos respondem com vitalidade, o couro cabeludo encontra equilíbrio e o impacto ambiental é minimizado. Mais do que um método de higiene, é um caminho de reconexão com a natureza, com a saúde e com o respeito ao meio ambiente. Ao adotar essa prática, você investe em uma beleza que reflete não apenas nos fios, mas também em escolhas mais conscientes e alinhadas a um cuidado integral.

Capítulo 24
Condicionador Natural

O condicionador natural se apresenta como uma alternativa poderosa e saudável para cuidar dos cabelos, unindo a eficácia de ingredientes nutritivos à sustentabilidade ambiental. Diferente dos produtos convencionais, que frequentemente contêm substâncias prejudiciais, como silicones e parabenos, o condicionador natural oferece uma abordagem mais gentil e alinhada com as necessidades reais dos fios. Ele não apenas hidrata e nutre profundamente, mas também promove a saúde a longo prazo, permitindo que os cabelos absorvam melhor os nutrientes e permaneçam livres de resíduos acumulados.

A composição dos condicionadores naturais é cuidadosamente desenvolvida para atender a diferentes tipos de cabelos, respeitando suas características e exigências. Ingredientes como manteigas vegetais, óleos ricos em ácidos graxos e extratos botânicos fornecem hidratação intensa e reparam danos, enquanto elementos leves, como aloe vera e vinagre de maçã, equilibram a oleosidade e fortalecem os fios. Essa diversidade permite a personalização do cuidado, assegurando resultados mais eficientes e transformadores.

Incorporar o uso de condicionadores naturais na rotina capilar é um passo essencial para alcançar fios saudáveis, brilhosos e maleáveis. Ao optar por esses produtos, você não só promove a regeneração e a vitalidade dos cabelos, mas também contribui para a preservação do meio ambiente. A prática de escolher ingredientes naturais e evitar químicos agressivos é um ato de autocuidado consciente, que reflete um compromisso com a beleza genuína e com a sustentabilidade, realçando a harmonia entre saúde, bem-estar e respeito à natureza.

A cosmética natural proporciona uma alternativa saudável e eficaz para o condicionamento dos cabelos, utilizando ingredientes que hidratam, nutrem e protegem os fios de maneira gentil e sustentável. Ao contrário dos produtos convencionais, que frequentemente contêm químicos prejudiciais como silicones e parabenos, os condicionadores naturais respeitam a saúde capilar e ambiental, tornando-se aliados essenciais em uma rotina de cuidados consciente e eficaz.

Entre os principais benefícios dos condicionadores naturais, destaca-se a capacidade de hidratar profundamente os fios, restaurando sua umidade natural e deixando-os macios e sedosos. Eles nutrem o cabelo com vitaminas, minerais e ácidos graxos, essenciais para a saúde dos fios e para o estímulo ao crescimento capilar. Além disso, selam as cutículas dos cabelos, reduzindo frizz, pontas duplas e prevenindo a quebra. A ação desembaraçante desses condicionadores facilita a escovação, evitando danos, enquanto a proteção contra agentes externos como poluição e calor garante fios saudáveis a longo prazo. O resultado é um cabelo brilhante, maleável e naturalmente bonito.

    Os ingredientes naturais que compõem esses condicionadores são variados e escolhidos com cuidado para atender às necessidades de diferentes tipos de cabelo. As manteigas vegetais, como karité, cacau e cupuaçu, proporcionam hidratação intensa e reparação, sendo ideais para cabelos secos e danificados. Óleos vegetais como coco, argan, abacate e jojoba oferecem nutrição, leveza e brilho. Aloe vera, com suas propriedades hidratantes e calmantes, é uma opção versátil para equilibrar a oleosidade e fortalecer os fios. O vinagre de maçã, por sua vez, é conhecido por equilibrar o pH do couro cabeludo e selar as cutículas, conferindo brilho e maciez. Óleos essenciais, como lavanda, ylang ylang e alecrim, não apenas oferecem um aroma agradável, mas também promovem a saúde capilar com suas propriedades terapêuticas.

    Escolher o condicionador ideal depende das características do cabelo. Cabelos normais podem experimentar diferentes combinações de ingredientes, enquanto cabelos secos se beneficiam de manteigas nutritivas e óleos ricos. Já os cabelos oleosos requerem fórmulas mais leves, como aloe vera combinada com óleos menos densos, como jojoba. Para cabelos cacheados e crespos, condicionadores ricos em manteigas e óleos que ajudam na definição dos cachos e na redução do frizz são ideais. Cabelos danificados ou quimicamente tratados pedem ingredientes reparadores, como manteiga de cupuaçu e óleo de argan.

Preparar condicionadores naturais em casa é uma maneira prática e econômica de personalizar os cuidados capilares. Um condicionador para cabelos secos, por exemplo, pode ser feito com manteiga de karité, óleo de coco, aloe vera e óleo essencial de lavanda. A combinação desses ingredientes hidrata profundamente e repara os fios. Para cabelos oleosos, uma mistura de aloe vera, óleo de jojoba, vinagre de maçã e óleo essencial de alecrim ajuda a equilibrar a oleosidade sem pesar nos fios. Já para cabelos cacheados e crespos, um condicionador com manteiga de karité, óleo de coco, óleo de rícino e óleo essencial de ylang ylang proporciona definição e controle do frizz.

Para maximizar os benefícios dos condicionadores naturais, algumas práticas simples podem ser adotadas. A aplicação deve ser feita nos cabelos úmidos, após a lavagem, com foco nas pontas, que são mais propensas ao ressecamento e danos. Deixar o produto agir por alguns minutos permite que os nutrientes penetrem nos fios, garantindo resultados mais eficazes. É importante enxaguar abundantemente para remover todo o condicionador e evitar acúmulo de resíduos. Utilizar o condicionador em todas as lavagens é essencial para manter os fios hidratados e protegidos. Como finalização, um leave-in natural ou finalizador pode ser aplicado para proteger os cabelos, controlar o frizz e auxiliar na modelagem.

O uso de condicionadores naturais é um investimento em saúde capilar e sustentabilidade. Ao incorporar essas práticas à sua rotina, você não apenas promove a regeneração e a vitalidade dos fios, mas também contribui para um impacto ambiental positivo, substituindo produtos industrializados por opções naturais e biodegradáveis. O resultado é um cuidado completo que reflete um compromisso com a beleza consciente e a preservação da natureza, realçando a harmonia entre estética, saúde e respeito ao meio ambiente.

O condicionador natural não apenas redefine os padrões de cuidado capilar, mas também ressignifica a maneira como nos relacionamos com nossos cabelos e o meio ambiente. Ao substituir produtos industrializados por soluções naturais, criamos uma conexão mais profunda com as necessidades dos fios, aprendendo a valorizá-los em sua forma autêntica. Cada aplicação se torna um momento de autocuidado e reflexão, onde ingredientes simples e naturais oferecem uma experiência rica e transformadora.

Com o uso contínuo, os cabelos começam a revelar sua verdadeira essência, respondendo de forma saudável e vibrante aos nutrientes oferecidos. Essa transição, embora gradativa, ensina que o cuidado sustentável não é apenas eficaz, mas também gratificante. É como se, ao nutrir os fios, também cultivássemos paciência, consciência e um senso de responsabilidade pelas escolhas que fazemos, tanto para o nosso corpo quanto para o planeta.

Adotar condicionadores naturais é mais do que uma escolha estética; é um compromisso com uma vida equilibrada e sustentável. Cada fio que reflete brilho e saúde é um lembrete de que é possível cuidar de si mesmo sem comprometer o futuro. Esse cuidado holístico não apenas transforma a rotina capilar, mas inspira uma abordagem mais consciente e respeitosa com o meio ambiente, reforçando que a verdadeira beleza está em escolhas que promovem harmonia e bem-estar.

Capítulo 25
Máscaras Capilares Naturais

As máscaras capilares naturais são uma solução poderosa e versátil para tratar os cabelos de forma eficaz, utilizando os benefícios oferecidos por ingredientes puros e livres de substâncias químicas nocivas. Mais do que um simples complemento na rotina de cuidados, essas máscaras funcionam como tratamentos intensivos que penetram na fibra capilar, promovendo hidratação, nutrição e reparação profundas. Ao evitar compostos sintéticos presentes nos produtos convencionais, elas também garantem a preservação da saúde dos fios a longo prazo e minimizam impactos ambientais.

Os ingredientes naturais que compõem essas máscaras são ricos em vitaminas, minerais e antioxidantes, elementos essenciais para reverter danos causados por fatores como calor, poluição e tratamentos químicos. Cada componente, como óleos vegetais, frutas, manteigas e ervas, oferece benefícios específicos, atendendo a diferentes tipos de cabelos e necessidades. O uso regular de máscaras capilares naturais auxilia na reconstrução da estrutura capilar, sela as cutículas e melhora a textura dos fios, reduzindo o frizz e prevenindo quebras.

Incorporar máscaras naturais à rotina capilar não é apenas um cuidado estético, mas também um ato de autocuidado que promove bem-estar. Ao preparar e aplicar esses tratamentos, você cria um momento especial para cuidar de si, fortalecendo a conexão com o próprio corpo. Além disso, a flexibilidade das receitas caseiras permite personalizar os tratamentos de acordo com suas necessidades, potencializando os resultados. Com esse cuidado holístico e acessível, seus cabelos podem atingir um novo patamar de saúde, maciez e brilho, evidenciando a beleza que surge da harmonia entre natureza e ciência.

 As máscaras capilares naturais são um recurso valioso para promover a saúde e a beleza dos cabelos, aproveitando as propriedades benéficas de ingredientes naturais que tratam os fios de maneira intensiva e sem agressões químicas. Elas oferecem uma abordagem holística e personalizada, capaz de atender a necessidades específicas, como hidratação, nutrição e reparação, ao mesmo tempo que protegem o meio ambiente e preservam a saúde do couro cabeludo.

 Entre os inúmeros benefícios das máscaras capilares naturais, destaca-se a capacidade de hidratar profundamente os fios, repondo a umidade perdida e restaurando o brilho e a maciez. Sua composição rica em vitaminas, minerais e antioxidantes nutre os cabelos, fortalecendo a fibra capilar e estimulando o crescimento saudável. Além disso, ingredientes como óleos vegetais e manteigas ajudam a reparar danos causados por processos químicos, calor e fatores externos, enquanto selam as cutículas, reduzindo frizz e prevenindo a quebra. O uso regular dessas máscaras resulta em fios mais fortes, maleáveis e resistentes, com um aspecto saudável e radiante.

Os ingredientes utilizados nas máscaras naturais são variados e versáteis, permitindo combinações personalizadas para diferentes tipos de cabelo. Frutas como abacate, banana e mamão são fontes ricas em vitaminas e gorduras saudáveis que hidratam e nutrem profundamente. Mel, iogurte natural e aloe vera possuem propriedades calmantes e hidratantes, ideais para revitalizar fios ressecados e danificados. Óleos vegetais como o de coco, argan e rícino são amplamente reconhecidos por suas propriedades reparadoras e fortalecedoras, enquanto manteigas como karité e cacau oferecem hidratação intensa e proteção contra agressões externas.

Cada tipo de cabelo pode se beneficiar de combinações específicas de ingredientes. Por exemplo, cabelos secos precisam de hidratação intensiva, que pode ser obtida com máscaras à base de abacate, mel e manteiga de karité. Para cabelos oleosos, opções mais leves, como aloe vera e vinagre de maçã, ajudam a equilibrar a oleosidade e a manter os fios leves e soltos. Cabelos danificados e quimicamente tratados encontram recuperação em máscaras com óleos como o de argan e rícino, que fortalecem e reconstroem a fibra capilar. Já cabelos cacheados e crespos podem utilizar ingredientes como óleo de coco e manteiga de karité para definir os cachos e controlar o frizz.

As receitas caseiras são práticas e eficazes, possibilitando a criação de tratamentos personalizados.

Para cabelos secos e ressecados, uma máscara de abacate e mel combina hidratação e nutrição: basta misturar meio abacate amassado com uma colher de sopa de mel, aplicar nos fios limpos e úmidos, e deixar agir por 30 minutos antes de enxaguar. Para cabelos opacos e sem vida, uma mistura de banana madura com óleo de coco restaura o brilho e a vitalidade dos fios. Já cabelos danificados podem ser tratados com uma máscara de iogurte natural e mel, que fortalece e dá maciez. Quem deseja estimular o crescimento capilar pode recorrer a uma combinação de óleo de rícino e extrato de jaborandi, aplicando no couro cabeludo com uma massagem suave para ativar a circulação.

Para potencializar os benefícios das máscaras naturais, algumas práticas simples são recomendadas. Aplicar a máscara nos cabelos limpos e úmidos permite que os nutrientes sejam absorvidos de forma mais eficiente. Concentre a aplicação no comprimento e nas pontas, onde os fios costumam estar mais danificados. Utilizar uma touca térmica ou envolver os cabelos em uma toalha quente durante o tempo de ação (entre 30 minutos e 1 hora) aumenta a penetração dos ingredientes na fibra capilar. Após o tratamento, enxaguar bem com água abundante é essencial para evitar o acúmulo de resíduos nos fios.

A frequência de uso das máscaras varia de acordo com as necessidades do cabelo. Para fios mais danificados, recomenda-se o uso semanal ou até duas vezes por semana, enquanto cabelos normais ou menos exigentes podem ser tratados a cada 15 dias. A consistência no uso é fundamental para garantir resultados visíveis e duradouros.

As máscaras capilares naturais são mais do que um cuidado estético; são uma prática de autocuidado que valoriza a saúde dos fios e promove bem-estar. Ao preparar e aplicar essas máscaras, você dedica um momento para si mesmo, fortalecendo a conexão com o próprio corpo e abraçando os benefícios da natureza em sua forma mais pura. Com escolhas conscientes e personalizadas, seus cabelos podem atingir um novo nível de saúde e beleza, refletindo o equilíbrio entre ciência, natureza e cuidado.

As máscaras capilares naturais são mais do que tratamentos para os cabelos; elas representam um elo poderoso entre cuidado pessoal e os benefícios que a natureza oferece. Cada aplicação é um gesto de gentileza com os fios, uma forma de reverter os danos acumulados e devolver vitalidade à estrutura capilar. A preparação e o uso desses tratamentos caseiros não apenas potencializam os resultados, mas também criam uma experiência que transcende o autocuidado convencional, envolvendo-o em propósito e significado.

Com o uso contínuo, os fios começam a revelar uma transformação visível: mais brilho, força e maleabilidade tornam-se evidentes, enquanto a textura do cabelo reflete a saúde que vem de dentro. Mais do que um recurso estético, as máscaras naturais ensinam a importância da paciência e da consistência, pois é no tempo dedicado ao cuidado que os resultados mais profundos se manifestam. Ao explorar ingredientes simples e acessíveis, você se aproxima de uma rotina que equilibra eficiência e respeito pelo meio ambiente.

    Adotar máscaras capilares naturais como parte da rotina não é apenas uma escolha por resultados tangíveis, mas também um caminho para cultivar um bem-estar integral. O cuidado com os fios reflete uma abordagem holística, na qual saúde, estética e conexão com a natureza se entrelaçam. Assim, cada tratamento caseiro torna-se uma celebração da beleza autêntica, revelando que o verdadeiro cuidado está nas escolhas conscientes e no carinho dedicado a si mesmo.

Capítulo 26
Finalização Natural

A finalização natural representa um marco essencial na jornada de cuidado capilar, elevando a saúde e a aparência dos fios a novos patamares. Este processo utiliza ingredientes naturais e métodos que respeitam tanto a integridade do cabelo quanto o meio ambiente, eliminando a dependência de produtos químicos agressivos. Com um enfoque em promover hidratação, proteção e definição, a finalização natural não apenas embeleza os fios, mas também nutre e fortalece profundamente, transformando-a em uma escolha sustentável e eficaz. Ao substituir substâncias sintéticas, como silicones e parabenos, por alternativas naturais, é possível preservar a estrutura capilar e garantir uma absorção eficiente de nutrientes, assegurando um cuidado completo e saudável.

Os benefícios da finalização natural vão além da estética; eles abrangem uma abordagem integral que combina beleza e bem-estar. Ingredientes como óleos vegetais, manteigas e extratos naturais formam uma barreira protetora contra agressões externas, como poluição e calor, enquanto selam a hidratação dentro dos fios. Além disso, sua ação modeladora permite realçar cachos, ondas ou penteados lisos de maneira suave e natural, sem pesar ou causar acúmulo. Cada tipo de cabelo encontra soluções específicas dentro dessa prática, seja para controle de frizz em fios lisos ou para definição de cachos em cabelos crespos. Essa versatilidade torna a finalização natural uma escolha democrática e acessível, independentemente das características capilares individuais.

Outro aspecto fundamental dessa abordagem está na capacidade de personalização, permitindo que cada pessoa adapte os finalizadores naturais às necessidades específicas do seu cabelo. Desde receitas simples, como géis e cremes feitos com ingredientes do dia a dia, até misturas mais elaboradas com óleos raros e ervas aromáticas, a finalização natural oferece possibilidades quase infinitas. Essa flexibilidade incentiva uma relação mais próxima e consciente com os cuidados pessoais, promovendo uma conexão entre saúde, estética e sustentabilidade. Adotar essa prática não é apenas um passo em direção à beleza natural, mas também um compromisso com um estilo de vida que valoriza o cuidado holístico e a harmonia com o meio ambiente.

A finalização natural oferece uma série de vantagens que transcendem a estética, constituindo um verdadeiro cuidado holístico para os cabelos. Essa abordagem combina proteção, hidratação e definição de forma sinérgica, utilizando ingredientes que não agridem os fios e promovem saúde e beleza a longo prazo. Por exemplo, os finalizadores naturais criam uma camada protetora contra agressões externas, como raios solares, poluição e calor, enquanto selam a hidratação e nutrem profundamente os cabelos. Ingredientes como óleos vegetais, manteigas naturais e extratos botânicos cumprem um papel essencial nesse processo, proporcionando um brilho saudável e uma textura suave e macia.

Além de proteger, esses produtos atuam na modelagem dos fios, garantindo que cachos, ondas ou até penteados lisos ganhem uma definição única sem a rigidez dos modeladores sintéticos. Um bom exemplo é o gel de linhaça, que define os cachos de forma leve e natural, e o creme de coco, conhecido por sua habilidade de nutrir e hidratar enquanto modela. Esses finalizadores também possuem propriedades que controlam o frizz, resultado da combinação de hidratação eficiente e selagem das cutículas, reduzindo o aspecto arrepiado e deixando os fios mais alinhados.

Para uma abordagem personalizada, é importante considerar as características específicas de cada tipo de cabelo. Por exemplo, quem possui cabelos lisos deve optar por finalizadores leves, como óleos de jojoba ou sprays de ervas, que não pesam nos fios. Já para cabelos ondulados, finalizadores que definem ondas e controlam o frizz, como gel de linhaça ou creme de coco, são mais indicados. Os cabelos cacheados e crespos, por sua vez, exigem produtos que ofereçam maior hidratação e controle, como manteiga de karité e óleo de coco. Para cabelos danificados ou quimicamente tratados, é essencial investir em finalizadores reparadores, como aloe vera ou manteiga de cupuaçu, que ajudam na recuperação dos fios.

Uma das grandes vantagens da finalização natural é a possibilidade de criar os próprios produtos em casa, utilizando ingredientes acessíveis e naturais. Por exemplo, o **gel de linhaça** é fácil de preparar: basta ferver 1/4 de xícara de sementes de linhaça em 1 xícara de água filtrada por cerca de 5 minutos, mexendo ocasionalmente. Após coar o gel em um pano fino, ele pode ser armazenado em um frasco de vidro na geladeira. Para aplicar, espalhe o gel nos cabelos limpos e úmidos, modelando os cachos com os dedos.

Outra opção prática e nutritiva é o **creme de coco para pentear**, que combina 1/2 xícara de leite de coco com 1 colher de sopa de óleo de coco e 1 colher de sopa de amido de milho. O preparo consiste em misturar o leite de coco com o amido em uma panela e levar ao fogo baixo, mexendo até engrossar. Após retirar do fogo, adicione o óleo de coco e misture bem. Armazene em um recipiente limpo e seco, e aplique nos fios limpos e úmidos, modelando-os como desejar.

Para quem busca um toque refrescante e perfumado, o **spray de ervas** é ideal. Utilize 100 ml de água filtrada, 1 colher de sopa de alecrim fresco e 1 colher de sopa de lavanda fresca. Comece fervendo a água e adicionando as ervas. Após desligar o fogo, tampe a mistura e deixe em infusão por 30 minutos. Coe o líquido e armazene-o em um frasco com borrifador. Esse spray pode ser aplicado tanto nos cabelos úmidos quanto secos, ajudando a finalizar o penteado com leveza e frescor.

Para que a finalização natural seja ainda mais eficaz, algumas dicas são essenciais. É fundamental aplicar a quantidade certa de finalizador, adaptada ao tipo de cabelo e ao comprimento dos fios. Comece com uma pequena quantidade, distribuindo uniformemente do comprimento às pontas. Durante a aplicação, use os dedos, um pente de dentes largos ou uma escova para modelar os fios de forma suave. A secagem também faz diferença: deixar os cabelos secarem naturalmente ajuda a preservar a hidratação, mas quem prefere secá-los mais rápido pode usar um difusor para destacar cachos e ondas.

Por fim, após a secagem, um óleo vegetal leve, como óleo de argan ou óleo de jojoba, pode ser aplicado para dar brilho extra e controlar eventuais frizz remanescentes. Esse último passo fecha o ciclo de cuidados, garantindo que os fios fiquem não apenas bonitos, mas também saudáveis e protegidos.

Ao adotar a finalização natural, cada pessoa passa a exercer maior controle sobre o que aplica em seus cabelos, fortalecendo a relação entre beleza e sustentabilidade. Essa prática não é apenas uma escolha estética, mas um compromisso com o bem-estar e a conexão com o meio ambiente. O resultado é um cuidado completo, que alia funcionalidade, personalização e um profundo respeito à saúde capilar e à natureza.

A finalização natural ressignifica a forma como nos conectamos aos nossos cabelos e ao ambiente ao nosso redor. Essa prática vai além de estilizar ou controlar os fios; é um cuidado intencional que respeita as características únicas de cada tipo de cabelo e promove sua saúde a longo prazo. Ao optar por métodos e ingredientes naturais, você não apenas reduz a exposição a químicos nocivos, mas também contribui para práticas mais sustentáveis e gentis com o meio ambiente.

Com o tempo, os resultados falam por si: cabelos que brilham com vitalidade, maciez que se sente ao toque e uma textura que reflete o cuidado de dentro para fora. A personalização é um dos aspectos mais recompensadores dessa abordagem, permitindo que cada pessoa adapte receitas e técnicas de acordo com suas necessidades e preferências. Esse processo também fortalece a conexão com o autocuidado, transformando o simples ato de finalizar os fios em um ritual significativo.

Adotar a finalização natural é mais do que uma escolha de produto; é uma filosofia de cuidado que equilibra saúde, estética e respeito à natureza. Cada fio moldado com ingredientes naturais reflete um compromisso com escolhas conscientes e uma celebração da beleza autêntica. Nesse processo, o que emerge não é apenas um cabelo saudável, mas também uma atitude mais harmônica e sustentável perante o mundo.

Capítulo 27
Queda de Cabelo

A queda de cabelo, embora comum, desperta preocupações que vão além da estética, indicando muitas vezes alterações mais profundas no organismo. Este processo pode ser influenciado por fatores internos e externos que, quando não identificados e tratados, comprometem a saúde capilar de forma significativa. É essencial compreender que a queda natural dos fios faz parte do ciclo de renovação capilar, mas quando a quantidade de fios perdidos ultrapassa os limites habituais, trata-se de um sinal de alerta. Nessa perspectiva, cuidar do couro cabeludo e adotar estratégias que promovam o equilíbrio do corpo se tornam ações indispensáveis para preservar a força e vitalidade dos cabelos.

Entre as causas mais frequentes da queda de cabelo estão condições genéticas, mudanças hormonais, deficiências nutricionais e o impacto do estresse no dia a dia. Além disso, a exposição a processos químicos agressivos e o uso inadequado de produtos cosméticos podem fragilizar a estrutura capilar, agravando a queda. Para combater esses fatores, a cosmética natural surge como uma aliada poderosa, integrando tratamentos que fortalecem os fios com práticas de autocuidado que promovem o bem-estar geral. Essa abordagem holística favorece não apenas a interrupção do problema, mas também um ambiente mais saudável para o crescimento de novos fios.

Adotar práticas naturais no combate à queda de cabelo traz benefícios que vão além da redução da perda capilar. Ingredientes como óleos vegetais, ervas estimulantes e extratos botânicos não apenas fortalecem os fios, mas também ajudam a restaurar o equilíbrio do couro cabeludo. Produtos como tônicos de alecrim e máscaras de aloe vera oferecem propriedades regeneradoras e hidratantes que revigoram os folículos capilares, enquanto massagens regulares estimulam a circulação e aumentam a absorção de nutrientes essenciais. Essas estratégias, aliadas a uma alimentação balanceada e à redução de fatores estressores, formam a base para a recuperação capilar. Ao tratar a saúde dos cabelos de forma integrada, é possível não apenas conter a queda, mas também cultivar fios mais fortes e saudáveis.

A queda de cabelo é um tema que vai além da preocupação estética, envolvendo múltiplos fatores que podem afetar a saúde capilar. Diversos elementos contribuem para o enfraquecimento e a perda de fios, e entender suas causas é o primeiro passo para um tratamento eficaz. Entre os principais fatores estão predisposições genéticas, mudanças hormonais, deficiências nutricionais e o impacto do estresse diário. Além disso, o uso de produtos químicos agressivos e penteados que forçam os fios também desempenham um papel significativo nesse processo.

A predisposição genética é uma das causas mais conhecidas da queda de cabelo, com destaque para a alopecia androgenética, que afeta tanto homens quanto mulheres. Esse tipo de queda é progressivo e hereditário, frequentemente manifestando-se no topo da cabeça e nas têmporas. Já os fatores hormonais podem desencadear mudanças significativas no ciclo capilar, sendo comuns durante a gravidez, no pós-parto, na menopausa ou em casos de disfunções da tireoide. As alterações nos níveis hormonais fragilizam os fios e, muitas vezes, resultam em queda difusa.

Outro aspecto crítico é a nutrição. Deficiências de ferro, zinco, biotina, vitamina D e proteínas afetam diretamente a saúde capilar, tornando os fios mais suscetíveis à quebra e queda. Para completar, o estresse físico e emocional atua como um gatilho poderoso, liberando hormônios que interrompem o ciclo de crescimento capilar, contribuindo para um fenômeno conhecido como eflúvio telógeno, caracterizado por uma queda temporária e acentuada.

Além das causas internas, os hábitos cotidianos também exercem influência. O uso frequente de processos químicos, como alisamentos, tinturas e permanentes, danifica a estrutura capilar. Do mesmo modo, penteados muito apertados, como tranças ou rabos de cavalo firmemente presos, geram tensão nos fios, levando à queda por tração.

Para lidar com esses problemas, a cosmética natural oferece soluções eficazes e integrativas. Produtos à base de óleos vegetais, ervas e extratos botânicos fortalecem os fios e restauram o equilíbrio do couro cabeludo. Por exemplo, o alecrim, conhecido por suas propriedades estimulantes, melhora a circulação sanguínea no couro cabeludo, incentivando o crescimento capilar. A aloe vera, por sua vez, é altamente hidratante e regeneradora, ajudando na recuperação de fios danificados.

Para aplicar essas soluções na prática, algumas receitas naturais podem ser incorporadas à rotina. Um **tônico capilar de alecrim** é fácil de preparar e altamente eficaz. Ferva uma xícara de água filtrada, adicione folhas de alecrim fresco e deixe em infusão por 30 minutos. Após coar, misture com uma xícara de vinagre de maçã e armazene em um frasco escuro. Esse tônico deve ser aplicado no couro cabeludo limpo, com uma massagem suave, duas vezes ao dia.

Outra opção é a **máscara capilar de cebola e aloe vera**, ideal para revitalizar os folículos capilares. Misture uma cebola pequena ralada com duas colheres de sopa de gel de aloe vera. Aplique no couro cabeludo, massageando delicadamente, e deixe agir por 30 minutos antes de enxaguar com um shampoo natural.

Para quem busca um tratamento mais profundo, o **óleo capilar de rícino e jaborandi** é uma excelente escolha. Misture duas colheres de sopa de óleo de rícino com uma colher de sopa de extrato de jaborandi. Aplique no couro cabeludo e massageie suavemente. Após 30 minutos, lave os cabelos para remover o excesso de óleo. Este tratamento nutre os fios e estimula o crescimento saudável.

Além dessas práticas, é essencial adotar hábitos que preservem a saúde capilar. Uma alimentação balanceada, rica em nutrientes como ferro, biotina e proteínas, é indispensável. Controlar o estresse também desempenha um papel importante; técnicas como meditação, yoga ou exercícios físicos ajudam a equilibrar o corpo e a mente, reduzindo os impactos negativos no ciclo capilar.

Para evitar danos adicionais, é recomendável minimizar o uso de produtos químicos agressivos e evitar ferramentas de calor excessivo, como secadores e chapinhas. Optar por shampoos e condicionadores naturais, livres de sulfatos e parabenos, contribui para um cuidado mais gentil e eficaz com o couro cabeludo e os fios. Além disso, o uso de penteados menos apertados ajuda a prevenir a queda de cabelo por tração.

Por fim, a consulta a um dermatologista é indispensável para casos de queda persistente ou excessiva. Um profissional pode identificar causas subjacentes e propor tratamentos específicos, como suplementação ou terapias mais avançadas. Esse acompanhamento é fundamental para garantir que o problema seja tratado na raiz, promovendo uma recuperação capilar duradoura e sustentável.

Cuidar dos cabelos é um processo que exige dedicação e atenção aos detalhes, mas os resultados são compensadores. Ao combinar práticas naturais, uma rotina saudável e acompanhamento profissional, é possível transformar a relação com os fios, restaurando a força, vitalidade e beleza dos cabelos.

A queda de cabelo pode ser encarada como um sinal de que o corpo demanda atenção integral, combinando cuidados específicos para os fios com uma abordagem mais ampla de saúde e equilíbrio. Entender as causas e adotar estratégias naturais, como tônicos e máscaras à base de ingredientes regeneradores, é um passo importante para reverter o problema e fortalecer os cabelos. Esses tratamentos não apenas tratam os sintomas, mas ajudam a construir uma base sólida para um crescimento saudável e duradouro, sempre respeitando a individualidade de cada pessoa.

Ao longo do processo, incorporar hábitos saudáveis se torna essencial para sustentar os resultados obtidos. Uma dieta rica em nutrientes essenciais, combinada com práticas que reduzem o estresse, como meditação ou atividades físicas, reforça o impacto dos tratamentos naturais. Pequenas mudanças, como substituir produtos convencionais por cosméticos livres de substâncias agressivas, também criam um ambiente mais favorável para a saúde capilar, reduzindo agressões externas que contribuem para a queda.

Mais do que uma preocupação estética, lidar com a queda de cabelo é um caminho de autoconhecimento e cuidado integral. Cada fio fortalecido é um reflexo do equilíbrio conquistado, e cada prática adotada simboliza um compromisso com o próprio bem-estar. Assim, o tratamento da queda de cabelo se transforma em uma jornada que conecta a saúde dos fios à harmonia do corpo e da mente, revelando uma beleza que vai além da superfície.

Capítulo 28
Caspa e Couro Cabeludo

A saúde do couro cabeludo desempenha um papel essencial na manutenção de cabelos bonitos e vibrantes. Problemas como caspa, coceira e sensibilidade muitas vezes indicam desequilíbrios que vão além da superfície, afetando diretamente a qualidade dos fios. A caspa, por exemplo, é caracterizada pela descamação excessiva do couro cabeludo e pode ser resultado de fatores como o crescimento descontrolado de fungos, excesso de oleosidade, ressecamento ou até mesmo reações a produtos químicos agressivos. Ao abordar esses problemas de maneira holística, é possível não apenas aliviar os sintomas, mas também restaurar a vitalidade e o equilíbrio do couro cabeludo de forma duradoura.

Um dos pilares para tratar e prevenir a caspa é a adoção de práticas que promovam um ambiente saudável para os fios desde a raiz. Ingredientes naturais como óleos essenciais, extratos botânicos e argilas se destacam por suas propriedades antifúngicas, anti-inflamatórias e hidratantes, sendo capazes de equilibrar o microbioma do couro cabeludo enquanto fortalecem os fios. Além disso, técnicas simples, como massagens regulares, esfoliação e hidratação com produtos adequados, ajudam a remover impurezas, estimular a circulação e nutrir profundamente o couro cabeludo. Esse cuidado integrado melhora não apenas a aparência dos cabelos, mas também a sua saúde geral, reduzindo a incidência de problemas como a caspa de maneira eficaz.

Ao tratar o couro cabeludo, é importante também considerar fatores internos que podem contribuir para o surgimento da caspa e outros desequilíbrios. Uma dieta equilibrada, rica em nutrientes como zinco, ômega-3 e vitaminas do complexo B, pode ter um impacto significativo na saúde dos cabelos e do couro cabeludo. Da mesma forma, reduzir o estresse e manter um estilo de vida ativo ajudam a regular os níveis hormonais e a fortalecer o sistema imunológico, minimizando as condições que favorecem o aparecimento de problemas capilares. O cuidado com o couro cabeludo, portanto, deve ser entendido como uma combinação de tratamentos externos e ajustes no estilo de vida, proporcionando resultados mais completos e sustentáveis.

A caspa, caracterizada pela descamação excessiva do couro cabeludo, é um problema capilar comum que pode causar desconforto e impactar a autoestima. Embora muitas vezes seja tratada como um simples problema estético, sua origem está frequentemente ligada a desequilíbrios mais profundos, como a presença excessiva do fungo **Malassezia globosa**, alterações na produção de oleosidade ou até condições inflamatórias como a dermatite seborreica. Também podem contribuir fatores como o ressecamento do couro cabeludo, sensibilidades a produtos químicos e doenças como a psoríase, que exigem uma abordagem cuidadosa e personalizada.

Entre as causas da caspa, o **fungo Malassezia globosa** é um dos principais agentes, presente naturalmente no couro cabeludo, mas capaz de proliferar-se excessivamente quando encontra condições favoráveis, como excesso de sebo ou alterações no pH. Essa proliferação pode levar à irritação, inflamação e descamação. Por outro lado, o ressecamento extremo também pode provocar descamação, embora geralmente esteja associado a sensações de coceira e sensibilidade.

Fatores externos, como o uso de produtos químicos agressivos, representam outro desafio. Substâncias como sulfatos, parabenos e silicones, comumente presentes em cosméticos convencionais, podem desencadear reações adversas, irritando o couro cabeludo e agravando a caspa. Da mesma forma, o estresse crônico pode desempenhar um papel importante, desestabilizando o equilíbrio hormonal e imunológico, o que favorece o aparecimento de problemas capilares.

Para tratar e prevenir a caspa, a cosmética natural oferece uma abordagem holística, utilizando ingredientes que equilibram o couro cabeludo e promovem a saúde dos fios. Produtos com propriedades antifúngicas, como o óleo essencial de melaleuca, atuam diretamente no controle do fungo **Malassezia globosa**, enquanto elementos hidratantes, como a aloe vera e o óleo de coco, ajudam a restaurar a barreira natural do couro cabeludo. O vinagre de maçã, por sua vez, é um aliado poderoso para equilibrar o pH e controlar a oleosidade.

A rotina de cuidados começa com a escolha de produtos suaves e livres de agentes agressivos. Um **shampoo anticaspa natural** pode ser preparado facilmente em casa, combinando ingredientes eficazes. Misture meia xícara de base vegetal para shampoo com uma colher de sopa de argila verde e dez gotas de óleo essencial de melaleuca. Esse shampoo deve ser aplicado no couro cabeludo molhado, massageado suavemente e deixado agir por alguns minutos antes de ser enxaguado. A argila verde purifica e controla a oleosidade, enquanto a melaleuca combate a caspa de forma eficaz.

Outro tratamento simples e eficaz é o **tônico capilar de vinagre de maçã**. Misture meia xícara de vinagre de maçã com meia xícara de água filtrada e aplique no couro cabeludo limpo. Massageie suavemente e deixe agir por 15 minutos antes de lavar os cabelos com um shampoo natural. Esse tônico ajuda a equilibrar o microbioma do couro cabeludo, reduzindo a descamação e promovendo brilho saudável aos fios.

Para uma hidratação profunda, a **máscara de aloe vera e óleo de coco** é ideal. Combine meia xícara de gel de aloe vera com um quarto de xícara de óleo de coco e aplique nos cabelos e no couro cabeludo, massageando delicadamente. Deixe agir por 30 minutos e enxágue com shampoo natural. Essa máscara é especialmente eficaz para couro cabeludo ressecado e sensibilizado, pois hidrata profundamente e reduz a coceira.

Além dos tratamentos tópicos, é essencial adotar uma rotina de cuidados que inclua a lavagem regular com shampoos adequados ao tipo de cabelo, esfoliação semanal com esfoliantes suaves para remover células mortas e massagens regulares no couro cabeludo para estimular a circulação sanguínea. Essas práticas não apenas auxiliam no combate à caspa, mas também promovem um ambiente saudável para o crescimento dos fios.

O estilo de vida também desempenha um papel crucial no controle da caspa. Uma dieta equilibrada, rica em alimentos integrais, vegetais frescos, frutas, nozes e sementes, fornece nutrientes essenciais como zinco, ômega-3 e vitaminas do complexo B, que são fundamentais para a saúde do couro cabeludo. Reduzir o consumo de alimentos processados e ricos em açúcares também contribui para o equilíbrio do microbioma capilar.

Controlar o estresse é igualmente importante. Técnicas como meditação, yoga ou atividades físicas regulares ajudam a regular os níveis hormonais e a fortalecer o sistema imunológico, minimizando as condições que favorecem a caspa. É importante lembrar que, em casos mais graves ou persistentes, consultar um dermatologista é fundamental para identificar a causa subjacente e receber orientação especializada.

Cuidar do couro cabeludo é um investimento na saúde e na beleza dos cabelos. Ao adotar práticas naturais, manter uma rotina de cuidados consistente e ajustar o estilo de vida, é possível não apenas combater a caspa, mas também melhorar a qualidade dos fios de forma duradoura. Essa abordagem holística promove não apenas alívio imediato dos sintomas, mas também um equilíbrio sustentável, garantindo cabelos mais saudáveis, bonitos e livres de problemas.

O equilíbrio entre os cuidados externos e internos é essencial para manter o couro cabeludo saudável e livre de caspa. Produtos naturais, combinados com práticas diárias adequadas, são aliados poderosos para restaurar a saúde capilar. No entanto, a chave para resultados consistentes está na paciência e na constância, uma vez que o couro cabeludo leva tempo para responder às mudanças positivas. Por isso, adotar uma abordagem personalizada, que leve em conta as necessidades específicas de cada pessoa, é crucial para alcançar o equilíbrio desejado.

Além disso, compreender que a saúde do couro cabeludo reflete o bem-estar geral do corpo pode transformar a maneira como encaramos os cuidados com os cabelos. Um organismo bem nutrido e em harmonia tem maior capacidade de combater inflamações e desequilíbrios, criando as condições ideais para a regeneração dos fios e a prevenção de problemas como a caspa. Assim, o cuidado com o couro cabeludo não deve ser visto apenas como uma rotina de beleza, mas como uma parte integrada de um estilo de vida saudável.

Ao incorporar essas práticas, a jornada para um couro cabeludo saudável se torna uma experiência transformadora, tanto física quanto emocional. Cada gesto de cuidado não apenas promove cabelos mais fortes e bonitos, mas também reflete um compromisso consigo mesmo. A combinação de dedicação, conhecimento e escolhas conscientes cria um caminho seguro para uma relação harmoniosa entre saúde, bem-estar e autoestima.

Capítulo 29
Cabelos Brancos

Os cabelos brancos, mais do que um marco natural do envelhecimento, são uma expressão única da individualidade e da passagem do tempo. Eles surgem quando os melanócitos, responsáveis pela produção da melanina, reduzem ou cessam sua atividade, o que resulta na perda gradual de pigmentação. Embora frequentemente associados à maturidade, podem aparecer precocemente devido a fatores genéticos, desequilíbrios nutricionais, estresse ou condições de saúde. Independentemente da causa, os cabelos brancos requerem cuidados específicos, não apenas para preservar sua aparência, mas também para garantir a saúde e a vitalidade dos fios.

Ao longo dos anos, os cabelos brancos tendem a se tornar mais secos, porosos e vulneráveis aos danos ambientais. Por isso, é fundamental adotar rotinas que favoreçam a hidratação, a nutrição e a proteção dos fios. Máscaras naturais ricas em óleos vegetais, como coco e argan, e ingredientes hidratantes, como aloe vera, podem devolver a maciez e o brilho, enquanto produtos específicos para neutralizar o amarelamento preservam o tom vibrante e luminoso dos fios brancos. Além disso, proteger os cabelos do sol e minimizar o uso de calor excessivo contribuem para manter sua integridade e evitar danos.

Para aqueles que desejam camuflar os cabelos brancos, alternativas naturais, como a henna e ervas corantes, oferecem uma solução saudável e sustentável. Diferente das tinturas químicas, essas opções não agridem os fios nem o couro cabeludo, promovendo uma coloração gradual e rica em nuances. Por outro lado, assumir os fios brancos com confiança e elegância tem se tornado uma escolha cada vez mais celebrada, valorizando a autenticidade e a beleza natural. Com os cuidados adequados, é possível transformar os cabelos brancos em um símbolo de estilo, força e individualidade, refletindo uma beleza que transcende padrões e abraça a singularidade de cada pessoa.

A prática diária da limpeza facial revela-se indispensável para assegurar a saúde e a vitalidade da pele. Mais do que um simples hábito estético, trata-se de uma medida preventiva e restauradora que protege contra a obstrução dos poros e condições adversas como acne, irritações e sinais de envelhecimento precoce. Além disso, a escolha por métodos naturais confere um cuidado especial, onde a pele é tratada com respeito, livre de agressões químicas, e em harmonia com princípios sustentáveis.

A limpeza facial não se limita a remover resíduos visíveis. É um ato de cuidado profundo, que age em diferentes níveis da pele. Ao realizá-la duas vezes ao dia, manhã e noite, seus benefícios se acumulam e transformam a saúde cutânea. Impurezas como sujeira, partículas de poluição e maquiagem são eliminadas com eficiência, prevenindo o bloqueio dos poros e reduzindo a formação de cravos e espinhas. A remoção do excesso de oleosidade também é crucial, especialmente na zona T – que engloba testa, nariz e queixo –, áreas propensas a um brilho excessivo e à acne.

Esse ritual vai além da simples higienização: promove a renovação celular ao eliminar células mortas, devolvendo à pele um aspecto jovem, radiante e com textura uniforme. A eficácia de outros produtos de tratamento, como hidratantes, séruns e máscaras, é amplificada em uma pele devidamente limpa, já que os nutrientes e ativos encontram caminho livre para agir profundamente. Além disso, a limpeza desempenha um papel essencial no equilíbrio do pH da pele e no suporte à flora bacteriana saudável, aspectos fundamentais para manter a saúde cutânea a longo prazo.

Na cosmética natural, a abordagem à limpeza facial é feita com suavidade e eficácia, respeitando a integridade da pele. Métodos como os leites de limpeza destacam-se por suas propriedades hidratantes e calmantes, sendo ideais para peles secas e sensíveis. Combinam óleos vegetais como o de amêndoas doces, manteigas como a de karité e hidrolatos de rosa ou camomila, oferecendo uma experiência rica e reconfortante. Já os sabonetes naturais, elaborados com óleos vegetais e argilas, atendem bem às necessidades de peles oleosas, equilibrando a oleosidade sem causar ressecamento. Em casos de peles mistas ou oleosas, géis de limpeza à base de aloe vera, chá verde e hidrolatos de tea tree fornecem frescor e leveza. Por fim, águas micelares, compostas por micelas que capturam impurezas, adaptam-se a todos os tipos de pele, sendo práticas e eficazes.

A escolha do produto ideal para limpeza facial depende da análise do tipo de pele e de suas demandas específicas. Peles secas e sensíveis beneficiam-se de fórmulas hidratantes e calmantes, enquanto peles oleosas e mistas requerem composições com ingredientes adstringentes. A pele normal, por sua vez, oferece maior liberdade de escolha, bastando observar como ela responde aos diferentes produtos.

O método de limpeza facial envolve passos simples, mas fundamentais para garantir uma pele limpa e saudável. O primeiro passo é remover qualquer maquiagem presente. Um demaquilante natural, como o óleo de coco ou a água micelar, pode ser usado para dissolver a maquiagem, preparando a pele para uma limpeza mais profunda. Com o rosto umedecido em água morna ou fria, é aplicado o produto de limpeza escolhido, espalhando-o suavemente com movimentos circulares por cerca de um minuto. Essa massagem não apenas limpa, mas estimula a circulação sanguínea, contribuindo para a revitalização da pele. O enxágue com água limpa elimina o produto e qualquer resíduo restante, deixando a pele pronta para a etapa final: a secagem. Aqui, é fundamental usar uma toalha macia e evitar esfregar, para não agredir a pele.

Os métodos naturais oferecem não apenas eficácia, mas também a possibilidade de criar produtos personalizados em casa, com ingredientes simples e acessíveis. Por exemplo, para peles secas, um leite de limpeza pode ser preparado misturando duas colheres de sopa de óleo de amêndoas doces, uma colher de manteiga de karité, duas colheres de hidrolato de rosa e dez gotas de óleo essencial de lavanda. O resultado é um produto nutritivo e suavizante, que pode ser aplicado com as mãos ou com um disco de algodão, removendo suavemente as impurezas.

Para peles oleosas, um sabonete natural é uma excelente escolha. Com uma base glicerinada vegetal como ponto de partida, adiciona-se uma colher de sopa de argila verde, uma de óleo de coco e dez gotas de óleo essencial de melaleuca. Esse sabonete não apenas limpa, mas também ajuda a equilibrar a oleosidade, promovendo uma pele mais uniforme. O processo de preparo é simples: a base glicerinada é derretida em banho-maria, os ingredientes são incorporados, e a mistura é vertida em moldes, onde seca por 24 horas antes de ser usada.

Já um gel de limpeza ideal para peles mistas pode ser feito combinando meia xícara de gel de aloe vera, uma colher de sopa de extrato de hamamélis e dez gotas de óleo essencial de limão. O resultado é um produto leve e refrescante, que revitaliza a pele enquanto remove o excesso de oleosidade. A aplicação é simples: basta massagear o gel no rosto e enxaguar.

Esses métodos mostram como é possível incorporar práticas de cuidado com a pele que, além de eficientes, valorizam ingredientes naturais e promovem bem-estar. A limpeza facial torna-se, assim, mais do que uma obrigação: um momento de autocuidado que renova não apenas a pele, mas também a conexão com o próprio corpo.

Os cabelos brancos, sejam eles adotados com naturalidade ou transformados por meio de colorações naturais, carregam consigo uma narrativa única que reflete história, estilo e autoconfiança. Cuidar desses fios vai além da estética, envolvendo uma atenção especial à textura, ao brilho e à resistência. A escolha de produtos adequados, aliados a rotinas simples e eficazes, pode revitalizar os fios, destacando sua beleza singular e transformando-os em uma expressão de autenticidade.

A transição para assumir os fios brancos, quando feita intencionalmente, também se torna um ato de liberdade e aceitação. Esse processo é um convite para desconstruir padrões de beleza convencionais e abraçar uma estética própria, marcada pela coragem de celebrar a naturalidade. Com os cuidados certos, é possível realçar o charme dos cabelos brancos, explorando suas nuances e criando um visual que traduz individualidade e força.

Por fim, independentemente das escolhas individuais, os cabelos brancos simbolizam mais do que apenas uma mudança física. Eles representam uma jornada de transformação e maturidade, onde cada fio é um testemunho das experiências vividas. Tratar esses cabelos com carinho e atenção reflete não apenas uma preocupação com a aparência, mas também um profundo respeito pela própria história e pela beleza que ela carrega.

Epílogo

Chegar ao final desta leitura não é apenas o encerramento de um livro, mas o início de uma nova percepção sobre beleza, saúde e autocuidado. Você percorreu um caminho que revela não apenas fórmulas e práticas, mas um estilo de vida fundamentado em equilíbrio, respeito e autenticidade.

A cada capítulo, você foi apresentado a um mundo onde o simples torna-se poderoso e o natural se revela como a resposta para muitos dos desafios que enfrentamos em nossa busca por bem-estar. A beleza que este livro defende não é efêmera ou superficial, mas enraizada em escolhas que nutrem e sustentam o corpo e a alma.

Mais do que receitas de cosméticos ou explicações sobre ingredientes, este conteúdo oferece uma filosofia de vida. Cada óleo essencial, cada argila e cada ritual descrito aqui carrega uma mensagem: a de que o cuidado com o corpo é um reflexo do cuidado com o mundo. Ao valorizar ingredientes naturais e práticas sustentáveis, você não apenas transforma sua pele, mas também contribui para um planeta mais equilibrado e saudável.

Este livro mostrou que a verdadeira beleza é uma dança harmoniosa entre o interior e o exterior. Não é o brilho temporário de um produto químico, mas o brilho autêntico que vem de uma vida alinhada, onde saúde, autocuidado e consciência caminham juntos.

Agora é o momento de levar este aprendizado para além das páginas. Cada pequeno gesto – ao escolher um alimento mais saudável, ao criar um ritual de skincare ou ao simplesmente respirar profundamente em meio à natureza – reforça a ideia de que a beleza está nas ações cotidianas.

Se há uma lição essencial que este livro deixa, é que o cuidado consigo mesmo é um ato de amor que reverbera em todas as áreas da vida. Que ao nutrir sua pele, você alimenta sua alma. Que ao valorizar o natural, você celebra a simplicidade e a força que vêm da terra.

A jornada pela beleza holística não termina aqui. Na verdade, ela está apenas começando. Que cada dia seja uma oportunidade de aprofundar essa conexão com você mesmo e com o mundo ao seu redor. E que você se lembre de que o autocuidado não é um luxo, mas uma necessidade, um presente que você dá a si mesmo e a todos que têm o privilégio de compartilhar a vida ao seu lado.

Com votos de uma vida iluminada pela sua beleza autêntica.

www.ingramcontent.com/pod-product-compliance
Lightning Source LLC
LaVergne TN
LVHW040054080526
838202LV00045B/3631